MAIGRIR
AVEC LES
HAUTES CALORIES

Cette édition de *Maigrir avec les hautes calories*
est publiée par les Éditions de la Seine,
avec l'aimable autorisation des Éditions Jean-Claude Lattès

Dessins de Patrick Demuth

MARIANNE LECONTE

MAIGRIR
AVEC LES HAUTES CALORIES

SELON VOTRE PERSONNALITE
CHOISISSEZ VOTRE REGIME

PREFACE DU
Dr CRETEAUX-PERRON

Préface de Martine Créteaux-Perron Endocrinologue, Médecin de médecine interne

Vous voulez maigrir ? Ce livre a été conçu pour vous aider. Peu de texte mais des dessins. Un simple coup d'œil sur les illustrations et les légendes explicatives et vous savez ce qui vous fera maigrir et ce qui vous fera grossir.

Le texte est clair et simple. Son but : vous faire comprendre que vous pouvez maigrir en faisant un régime sans pour autant vous priver et mourir de faim. Des menus, des recettes, facilement réalisables, vous aideront dans la recherche du poids idéal. Votre poids idéal, c'est celui qui vous permet de monter quatre étages sans être essouflé, celui qui vous permet de courir après un autobus le matin... Votre poids idéal, c'est celui où vous vous sentez bien dans votre peau, nu ou habillé. Mais n'oubliez pas que le poids idéal change avec l'activité physique, la musculature (les muscles pèsent plus lourd que la graisse), l'ossature et la qualité de vos rondeurs (attention à la cellulite).

Le premier souci de ce guide, c'est de vous réapprendre à bien vous alimenter. Parfois les régimes sont inutiles. Pour perdre du poids, savoir manger suffit.

C'est pourquoi ce livre pour maigrir explique les principes élémentaires du savoir-manger, tels que les recommandent les nutritionnistes ou les diététiciens.

L'alimentation classique comprend trois repas : petit déjeuner, déjeuner et dîner. Mais bien souvent un ou même deux de ces repas sont sautés. Parce qu'on n'a pas le temps ou pas faim le matin, parce qu'on ne rentre pas chez soi le midi et que l'on se contente d'un sandwich, d'un mauvais repas de restaurant ou même d'un simple café accompagné d'une barre de chocolat.

Deux situations se présentent alors :

- soit le seul repas de la journée est un dîner trop copieux et mal équilibré ;
- soit le grignotage fréquent — et mauvais pour la ligne — remplace les repas sautés.

Les exemples illustrés cités dans ce guide, au chapitre *Grignotages et calories surprises* montrent l'importance réelle calorique de ces grignotages « innocents ». On a l'impression de ne pas manger mais en réalité on mange plus copieusement qu'à l'occasion d'un vrai repas.

Une alimentation équilibrée est nécessaire à l'organisme que l'on soit en poids normal ou en surpoids. Ce livre vous donne des règles précises pour une alimentation correcte :

- Savoir choisir les aliments qui conviennent et qui vous apportent les éléments nécessaires au bon fonctionnement de l'organisme.
- Savoir équilibrer ses repas : pas d'excès suivis de restrictions, bonne régularité du rythme des repas dans la journée et dans la semaine.

Avant de choisir un régime, il faut savoir que :

- Un régime adapté est toujours efficace s'il est parfaitement suivi.
- Un régime adapté ne doit pas être trop contraignant. Il doit être le moins strict possible que ce soit en quantités ou en qualités.
- Un régime adapté doit faire maigrir environ de trois à cinq kilos par mois. Plus est dangereux, moins inefficace.
- Un régime adapté dépend de votre alimentation antérieure. D'où l'inefficacité notoire des régimes de « copains ».

Le principe est simple : vous mangez beaucoup, diminuez votre alimentation et vous maigrirez. Le vrai problème est de savoir comment diminuer ses prises alimentaires. Quant à ceux qui affirment ne rien manger et grossir, qu'ils sachent une fois pour toutes que c'est impossible, sauf en cas de régimes à répétition très basses calories et faits n'importe comment. Dans la plupart des cas, il existe une explication plus simple :

- soit vous mangez peu à table mais des aliments trop riches ;
- soit vous mangez peu à table mais vous grignotez entre les repas.

Apprenez à connaître la valeur nutritive des aliments. Ce livre vous y aidera par des exemples simples et des illustrations.

Enfin il faut savoir que plus vous faites des régimes bas et restrictifs, plus votre organisme s'habitue à des apports caloriques bas, plus un écart de régime rend celui-ci inefficace.

En règle générale, retenez que le moindre écart en période de régime fait perdre le bénéfice de celui-ci.

Pour cette raison il ne faut jamais avoir faim. Cela fait toujours arrêter un régime ou le fait dépasser. Une certaine variété dans les repas évite l'impression de monotonie et ôte la sensation de faim.

Il faut aussi éviter, lorsqu'on fait un régime, de se mettre à l'écart des gens qui vous entourent.

Utilisez pour toute la famille des recettes adaptées pour celui ou celle qui doit maigrir. Les autres ajouteront assaisonnements, matières grasses, pain, et augmenteront les quantités selon leurs besoins, leur âge, leurs activités physiques ou professionnelles.

L'alimentation qui sert de base aux régimes hautes calories est excellente pour tout le monde.

Il existe d'autres moyens pour éviter la sensation de faim :

- Augmentez le nombre de repas dans la journée en fractionnant vos prises alimentaires. Ajoutez un petit snack le matin vers dix heures et un goûter vers seize heures. Mais n'augmentez pas votre alimentation. Diminuez alors les repas principaux.
- Choisissez des aliments plus faibles en calories qui permettent d'augmenter les quantités et donnent une impression de satiété.
- Préférez, pour un même nombre de calories, des aliments plus bourratifs comme un œuf dur, une banane...
- Évitez les sucres vite absorbés, confiture, miel, chocolat, bonbons, qui provoquent des fringales par sécrétion d'insuline.
- Si vous ne pouvez vous passer de grignotages, grignotez sain : un demi-sel, une portion de fromage à faible pourcentage de matières grasses, une mandarine, une carotte crue, des petits radis, une tomate, un bol de framboises ou de fraises.

Enfin n'oubliez pas que les boissons sont très importantes dans le cadre d'un régime suivi de pertes de poids. En effet en diminuant vos apports alimentaires, vous diminuez vos apports en eau, ce qui est néfaste pour les reins. Buvez beaucoup. Ayez toujours une bouteille d'eau auprès de vous. Toutes les eaux sont bonnes, plates ou gazeuses, mais supprimez les boissons sucrées et alcoolisées.

Ce guide vous présente deux types différents de régimes. Pourquoi ? Parce que, pour faire un régime et le mener à bien il faut être motivé pschycologiquement, il faut en avoir envie. Pour cette raison il faut choisir un régime qui correspond à sa personnalité, à ses possibilités et à ses goûts alimentaires. Les deux régimes présentés dans ce guide ont au moins un point commun : ils permettent de maigrir en mangeant bien.

LE RÉGIME HAUTES CALORIES

Maigrir en mangeant, voilà qui est alléchant. Le règne des basses calories où l'on mourait de faim est fini. Il a été démontré que plus on faisait des régimes bas, plus on regrossissait ensuite.

Vous avez décidé de faire un régime, c'est bien. Vous allez commencer en beauté, plein de bonnes résolutions, et de dureté avec vous-même ! Mais au bout d'un certain laps de temps vous allez craquer. Et vos efforts n'auront servi à rien.

Je l'ai souvent constaté à l'hôpital où je pratique le système des hautes calories. Cela consiste, pour une personne donnée, à découvrir et à fixer le palier idéal de prises de calories où elle maigrit.

Je me souviens d'une patiente atteinte d'obésité à qui j'avais donné, parce qu'elle mangeait beaucoup avant, un régime alimentaire de 2 500 calories par jour. Ce qui est énorme ! Un homme normal mange en moyenne 3 000 calories par jour et une femme normale 2 500 calories par jour. Donc ce palier était très haut mais il marchait bien et cette personne avait perdu dix kilos en un mois (résultat normal en début de régime pour une personne atteinte d'obésité). Au bout d'un mois elle a quitté l'hôpital pour rentrer chez elle... et a abandonné ce régime à 2 500 calories pour en adopter un à 1 000 calories. Elle avait l'impression de trop manger et ne croyait pas qu'elle pourrait continuer à maigrir, alors que son processus d'amaigrissement était enclenché et continuait à être efficace ! Résultat, deux mois plus tard, elle craquait, en pleine dépression, et reprenait tous ses kilos perdus.

Le régime des hautes calories est basé sur une alimentation équilibrée, avec une ration calorique adaptée, pour maigrir, à l'alimentation antérieure. Mais maigrir n'est pas tout !

- Savoir faire un régime c'est bien ;
- Savoir terminer un régime c'est encore mieux.

Il faut arrêter un régime quand il est devenu trop difficile à suivre, quitte à le reprendre ensuite.

Il faut arrêter un régime quand le poids souhaité est obtenu. Comment arrêter ce régime ?

Arrêter ne signifie pas revenir aux habitudes et aux erreurs antérieures qui vous feraient regrossir. Il faut :

- Maintenir une alimentation équilibrée et des repas réguliers.
- Augmenter très progressivement les apports caloriques, c'est-à-dire que l'on mange en maintenant une harmonie entre les différentes catégories d'aliments.
- Ne jamais revenir aux quantités initiales mais trouver un équilibre qui maintienne votre poids stable.

Avec ce régime, expliqué dans le détail dans ce livre, vous sont présentés des menus équilibrés et des recettes variées qui vous aideront à manger à votre faim, et, surtout, avec plaisir !

RÉGIME DES MARIAGES ALIMENTAIRES

Venons-en maintenant au régime des mariages alimentaires. C'est un régime qui n'est pas pratiqué en service hospitalier. Les lois de base sont intéressantes, mais il m'apparaît que c'est un régime qui prépare à l'alimentation végétarienne. Pourquoi fait-il maigrir ? Parce que c'est un régime ! Trop de gens ont tendance à l'oublier.

La légende veut qu'il vous permette de manger à volonté protéines ou farineux à condition de ne pas les mélanger au cours d'un même repas. Eh bien, lisez les règles d'or contenues dans ce guide et vous verrez que c'est faux.

Il est interdit de manger deux sortes d'aliments à base de protéines au cours d'un repas. Pas de poisson ou d'huîtres en entrée et de viande en plat principal. Et vous devez choisir viande ou fromage !

Comme il est interdit de manger deux farineux au cours d'un même repas. L'organisme ne le supporterait pas.

En réalité ce régime lutte contre la suralimentation des pays développés.

Il réapprend à manger des légumes verts et des fruits, aliments neutres, digestes, indispensables à l'organisme. Il réapprend à ne plus se nourrir exclusivement de viandes (responsables en parties des maladies cardio-vasculaires dans les pays industrialisés). Il réapprend aussi à manger et à varier son alimentation.

Mais ce régime, plus qu'un régime, est un art de vivre, une éthique, presque une religion. Je voudrais attirer votre attention sur un fait qui me semble fondamental : ce régime n'est pas un régime comme les autres. C'est un changement d'alimentation à vie ! Si vous commencez, vous devrez le continuer et de ne plus jamais revenir à une alimentation dite normale. Vous entrerez en « religion dissociée ».

En quoi consiste ce régime des mariages alimentaires ?

Il est fondé sur l'idée que les aliments sont divisés en trois grands groupes :

- un groupe d'aliments dits neutres qui se combinent avec tous les autres aliments ;
- deux groupes d'aliments dits concentrés qui ne se combinent pas entre eux. Ce sont :
  - d'une part, les hydrates de carbone ;
  - d'autre part les aliments protéiques et les fruits où l'acidité domine.

Ce type de régime diffère du précédent :

- en ce qui concerne la définition des classes alimentaires ;
- en ce qui concerne la définition de l'harmonisation alimentaire.

Dans le premier cas, un régime est dit harmonieux quand tous les constituants alimentaires sont représentés dans des proportions définies dites en équilibre. Dans l'autre cas, un régime correct sélectionne rigoureusement une association alimentaire en fonction des mécanismes de digestion synergiques ou non.

Ces deux régimes ont en commun la notion de liberté des quantités, n'étant restrictifs ni l'un ni l'autre. Cependant il faut bien garder à l'esprit dans les deux cas qu'un régime large ne signifie pas manger exagérément. Il faut savoir être raisonnable. On a grossi par excès alimentaire, on ne peut maigrir qu'en diminuant cet excès.

Martine Créteaux-Perron
Endocrinologue
Médecin en Médecine Interne
Chef de clinique.

MAIGRIR PAR LES REGIMES HAUTES CALORIES

1 - Déterminer son palier calorique

2 - Menus hypo-caloriques

RÈGLES D'OR

- Maigrir, c'est simple. Il suffit de manger moins.
- Manger moins ne signifie pas ne plus manger du tout.
- Manger moins ne signifie pas mourir de faim.
- Manger moins, c'est se nourrir de façon équilibrée.
- Maigrir, c'est manger à sa faim en sélectionnant les aliments les moins caloriques.
- Maigrir, c'est diminuer les graisses visibles ou invisibles, les sucres, les pâtisseries, et tous les aliments qui ne sont pas indispensables à l'organisme.
- Maigrir, c'est conserver les aliments indispensables comme les huiles poly-insaturées, augmenter les légumes verts, les protéines les plus maigres, etc.
- Maigrir ne signifie pas supprimer totalement les céréales ou les légumes secs mais les manger deux ou trois fois par semaine *à la place* des protéines animales.

COMMENT DÉTERMINER SON PALIER CALORIQUE

Votre premier travail sera de calculer grossièrement votre consommation calorique d'une journée. N'oubliez pas les grignotages, les boissons, les sucres, les alcools, etc. Pour cela, utilisez les tableaux pages 19 à 23. Puis répartissez-vous dans l'un des trois groupes de mangeurs ci-dessous.

Si vous appartenez à une catégorie particulière, adolescent, femme enceinte ou ex-fumeur, reportez-vous aux régimes particuliers qui suivent les trois groupes de mangeurs définis ci-dessous.

Premier groupe : **Les gros mangeurs.**

Ce sont des personnes qui mangent beaucoup puisqu'elles grossissent mais qui ont l'avantage de n'avoir jamais fait de régime. Habituées depuis l'enfance à des nourritures riches, de celles qui tiennent au corps, elles consomment environ 3 000 calories par jour pour les femmes et au moins 3 500 pour les hommes. Quand les gros mangeurs ont le choix, ils sélectionnent toujours des plats riches et généreux, les meilleures recettes de la cuisine bourgeoise : bœuf bourguignon, blanquette de veau, petit salé aux lentilles, haricots de mouton, coq au vin, tourte aux pommes de terres, etc., cela pour le plat principal car en entrée, ils auront tendance à prendre des œufs mayonnaise, de la salade de museau, du pâté du chef. Les gros mangeurs mangent de tout, régulièrement et en quantité. Et puis un jour, le plus souvent pour raison de santé, ils sont obligés de suivre un régime et de perdre quelques kilos.

Les kilos superflus usent prématurément l'organisme et le prédisposent aux maladies cardio-vasculaires et à certaines formes de cancer. S'il est vrai que l'on a l'âge de ses artères, il vaut mieux qu'elles soient nettoyées de toute trace de cholestérol. Des recherches scientifiques récentes ont démontré que pour vivre vieux et en forme, il faut manger avec modération et de façon équilibrée. Les gros mangeurs ont de la chance : n'ayant jamais fait de régime, ils maigriront facilement et sans trop de douleur. Ils devront cependant diminuer leurs quantités, compenser l'impression de manque par de grands verres d'eau fraîche et abuser des légumes verts pour tromper leur faim, leur estomac et surtout leur cerveau !

1 800 calories par jour pour les gros mangeurs

C'est le palier calorique conseillé au départ. Les hommes et les très grandes femmes peuvent essayer une ration journalière de 2 000 calories car hélas nous ne sommes pas égaux devant les calories. Les petits doivent manger moins que les grands pour maigrir. L'efficacité du régime sera appréciée sur la perte de poids. Pesez-vous une fois par semaine. Une perte de poids correcte sera de l'ordre de 500 g à 1 kilo par semaine.

Si l'amaigrissement est trop rapide et si le régime semble trop dur à supporter, c'est que la différence entre votre alimentation habituelle et le palier choisi est trop importante. Augmentez votre ration journalière de 200 calories et voyez ce qui se passe.

Si l'amaigrissement est trop lent, essayez un régime à 1 600 calories par jour.

Deuxième groupe : **Les moyens mangeurs**

Ils consomment entre 2 000 et 3 000 calories et ont déjà fait des régimes. Ce sont des personnes qui n'ont pas une alimentation excessive mais déséquilibrée. Soit en ce qui concerne la régularité des repas dans la journée et dans la semaine, soit en ce qui concerne la répartition des aliments. En période de travail intense, ils sont capables de sauter un ou plusieurs repas ou de se nourrir de sandwiches pour ensuite se rattraper et dévorer des mets trop riches et trop copieux. S'ils grossissent, ils arrêtent parfois de manger (ce qui met leur organisme en état de résistance ouverte) ou se jettent sur n'importe quel régime à la mode. Ils maigrissent le plus vite possible puis reprennent leurs anciennes habitudes et leurs kilos perdus. Leur plus grand défaut, le déséquilibre. Leur plus grand atout, tout peut rentrer dans l'ordre s'ils apprennent à manger de manière équilibrée, à heures régulières et assis à une table si possible. Mots d'ordre : ne plus sauter de repas, ne plus grignoter, ne plus couper ses coups de pompe à l'aide de friandises, de chocolat, de biscuits, de bonbons ou de Coca-Cola.

1 500 calories par jour pour les moyens mangeurs

C'est un bon palier calorique de départ pour cette catégorie de personnes. Ensuite l'efficacité du régime sera appréciée selon la perte de poids. Pesez-vous une fois par semaine. Une perte de poids correcte sera de l'ordre de 500 g à 1 kilo par semaine.

Si l'amaigrissement est trop rapide, augmentez votre ration journalière de 200 calories.

En cas d'échec, ne désespérez pas, ce palier ne vous convient pas, abaissez-le de 200 calories.

N'oubliez pas qu'hommes et femmes, grands et petits ne sont pas égaux devant les calories. Pour obtenir un même résultat, hommes et grands peuvent manger plus que femmes et petits. C'est injuste mais c'est la réalité.

Troisième groupe : **Les petits mangeurs**

Ils consomment entre 1 000 et 1 800 calories par jour. Ce sont les personnes les plus difficiles à faire maigrir et surtout à conserver minces car elles ont fait tous les régimes. Leur organisme est passé maître dans l'art de la résistance. Il sait comment stocker sucres et graisses dès que l'on commence à l'affamer (c'est du moins ainsi qu'il ressent chaque nouveau régime).

En outre ce sont des personnes qui mangent peu et qui ont conservé d'assez bonnes habitudes alimentaires des différents régimes essayés. Elles ont été en première ligne pour défendre la nouvelle cuisine, se nourrissent de salades composées, font des cures de fromage blanc et pourtant elles ne maigrissent pas.

Il va donc falloir amadouer l'organisme pour que peu à peu il accepte d'abaisser son palier calorique et son point de résistance. Pour cette catégorie, le mot d'ordre est plus que jamais régularité des heures de repas, nourriture équilibrée et repas pris assis dans une ambiance calme et détendue. Jamais de grignotage pour les petits mangeurs, ce serait mortel pour leurs formes. Jamais de repas sauté, jamais de sucres rapides, jamais de graisses cachées, c'est-à-dire malheureusement de charcuteries genre saucisson, pâté de campagne, rillettes, saucisses. Dernière réalité désagréable, les petits mangeurs devront rester toute leur vie des petits mangeurs et devront se stabiliser aux alentours de 1 400 calories une fois atteint leur poids de forme.

1 200 calories pour les petits mangeurs

En cas de perte de poids trop rapide (plus d'un kilo par semaine) augmenter votre ration calorique de 200 calories. Malheureusement, ne fondez pas trop d'espoirs sur cette possibilité, cela se produit rarement.

En cas d'insuccès, vous pouvez essayer de descendre votre palier calorique à 1 000 calories, à condition de demander son avis à votre médecin et de le faire sous son contrôle.

Attention, ne jamais descendre au-dessous de 1 000 calories.

En règle générale la majorité des candidats au régime doit pouvoir maigrir avec les paliers du premier groupe ou du deuxième groupe.

Les personnes du troisième groupe ayant déjà fait des régimes infructueux doivent être encadrées par des médecins. Ce régime des hautes calories est conseillé aux personnes ayant une alimentation de base importante.

Il faut tenir compte de votre activité physique et de votre âge pour choisir un régime. Si vous avez une activité intense augmentez de 200 calories le palier sélectionné.

Attention, le but de ce chapitre n'est pas d'établir un régime qui relève du domaine médical mais d'être un guide d'application. Il vous aidera par exemple à réaliser un régime conseillé par un médecin. Si vous n'avez qu'un léger surpoids (quelques kilos de trop qui vous empoisonnent la vie), vous pouvez suivre ce guide. Si vous appartenez à la catégorie des obèses, ou si vous vous mettez à grossir brutalement, ce guide n'est pas pour vous. Prenez les conseils d'un médecin spécialisé. En cas de fatigue consécutive à un régime, un avis médical est indispensable.

QUELQUES RÉGIMES PARTICULIERS

1 800 calories par jour pour ***les adolescents et les femmes enceintes***

Les adolescents en surpoids

Souvent, vers la puberté, certains adolescents prennent du poids. Un certain nombre de paramètres peuvent expliquer cette transformation mais souvent une mauvaise alimentation est en cause. Il suffit de les regarder vivre, ces adolescents : hamburgers, pizzas, sandwiches, frites, gâteaux, bonbons, chocolats, boissons gazeuses sucrées, bières. Ils se gavent de cochonneries. Ils mangent beaucoup trop gras et beaucoup trop sucré, surtout des sucres rapides qui n'apportent à l'organisme aucun nutriment sauf des kilos.

Un régime à 1 800 calories devrait faire l'affaire. A condition bien entendu que ce régime soit équilibré, sain, riche en protéines animales et végétales pour les muscles et les cellules, riche en céréales et légumes secs pour les neurones et l'activité sportive et très pauvre en fritures, sucreries, gâteaux, boissons sucrées ou alcoolisées, graisses cachées.

Pour les aider à retrouver la forme en se débarrassant de leurs formes, le sport est idéal. Il permet de brûler les graisses et de faire du muscle... même s'il ne fait pas réellement maigrir.

Les femmes enceintes

Avant ou après l'accouchement, un régime équilibré est indispensable pour la mère et pour l'enfant. Moins vous prendrez de kilos, moins vous en aurez à perdre après l'accouchement et plus vite vous retrouverez la forme et la pêche. Les kilos superflus après un accouchement n'ont jamais amélioré le baby blues.

1 800 calories par jour, réparties de façon équilibrée entre protéines, céréales, féculents, laitages vous aideront à ne pas enfler démesurément. Si vous avez pris trop de poids, vous pouvez diminuer cette ration journalière de 100 à 200 calories, avec l'accord de votre médecin. Parmi les protéines, privilégiez poisson, volaille, œufs, lapin, veau. Attention aux fromages riches en matières grasses.

Préférez pour votre calcium et celui du bébé, lait demi-écrémé, yaourts et fromage blanc. Pensez à manger des fruits et des légumes crus pour les vitamines et faites de l'exercice.

*1 500 calories pour **les ex-fumeurs en prise de poids.***

Si vous avez arrêté de fumer et que vous prenez du poids (c'est hélas la norme !), il ne vous reste qu'à surveiller votre alimentation et à découvrir votre système de compensation. Le tabac est une drogue qui modifie les réactions chimiques de l'organisme. Le simple fait d'arrêter de fumer va modifier votre comportement alimentaire ; vous aurez des fringales de sucres, rapides et lents. Les hydrates de carbones et autres féculents vont remplacer le tabac et devenir votre drogue. Pas étonnant que cela se traduise par une prise de poids.

Seule solution, une alimentation équilibrée et une grande méfiance devant toute envie boulimique de pâtes, de gâteau de riz, de gratin dauphinois et de tarte aux pommes. Évitez le grignotage, les boissons sucrées, l'alcool et toutes les sucreries.

Essayez un régime à 1 500 calories par jour. Les hommes peuvent monter jusqu'à 2 000 calories selon leur mode de vie et leurs anciennes habitudes alimentaires. L'efficacité du régime sera appréciée sur la perte de poids. Pesez-vous une fois par semaine. Une perte de poids correcte sera de l'ordre de 500 g à 1 kilo par semaine. En cas d'échec, baissez votre palier de 200 calories.

VIANDES - POISSONS - OEUFS

Nombre de calories dans	10 g	50 g	100 g	150 g
Viande de bœuf (steak-rôti)	20	100	200	300
Viande de veau (côtes-rôti)	18	90	180	270
Viande de cheval	10	50	100	150
Viande de mouton mi-grasse	23	118	235	353
Viande d'agneau	28	140	280	420
Côtelette de porc	33	165	330	495
Jambon cuit	26	132	264	396
Jambon cru	34	168	335	503
Pâté	45	227	454	681
Saucisson	56	280	559	840
Foie	13	65	129	195
Boudin	48	240	480	720
Andouillette	32	160	320	480
Cervelle	12	60	120	180
Poulet - Lapin	15	75	150	225
Canard	33	165	330	495
Poisson maigre (merlan, cabillaud)	7	35	70	105
Poisson gras (thon, sardine)	18	90	180	270
Oeuf (1 œuf calibre 55/60 pèse 50 g)	15	76	152	228

PAIN - FÉCULENTS
CÉRÉALES ET DÉRIVÉS

Nombre de calories dans	10 g	50 g	100 g	150 g
Pomme de terre cuite à la vapeur	8	40	80	120
Pomme de terre frite	40	200	400	600
Légume sec cuit	11	55	110	165
Pâtes cuites	10	50	100	150
Riz cuit	11	55	110	165
Croissant	25	125	250	375
Pain	25	125	250	375
Biscotte	38	190	380	570
Farine	35	175	350	525
Petit beurre	42	210	420	630
Crêpe	20	100	200	300

BOISSONS

Nombre de calories dans	10 g	50 g	100 g	150 g
Schweppes - Limonade - Coca-Cola	5	25	50	75
Jus d'orange	5	25	50	75
Jus de tomate	2	10	20	30
Vin à 10°	7	35	70	105
Bière	5	25	50	75
Whisky	30	150	300	450
Pastis	50	250	500	750
Porto	16	80	160	240
Champagne	10	50	100	150
Remarque 1 degré d'alcool dans 100 cc de boisson : 6,5 cal.				

LÉGUMES ET FRUITS FRAIS

Nombre de calories dans	10 g	50 g	100 g	150 g
Salade verte	2	10	20	30
Carotte crue	4	20	40	60
Céleri cru	2	10	20	30
Champignon cru	3	15	30	45
Chou rouge cru	3	15	30	45
Concombre cru	1	5	10	15
Radis	2	10	20	30
Tomate crue	2	10	20	30
Légumes à feuilles cuits artichaut, asperge, aubergine, chou-fleur, chou vert, épinard, haricot vert, poireau, endive, blette, courgette, champignon, courge, céleri	3	15	30	45
Légumes à racines cuit carotte, navet, salsifis, oignon, rave, betterave, fond d'artichaut	5	25	50	75
Petits pois	10	50	100	150
Melon	2	10	20	30
Agrumes (orange, ananas, etc.)	5	25	50	75
Baies (fraises, mûres, etc.)	5	25	50	75
Fruits de pays (pomme, poire, pêche, prune, cerise, abricots, cassis, raisin)	7	34	68	102
Banane	10	50	100	150
Avocat	23	115	230	345

PRODUITS LAITIERS ET DÉRIVÉS

Nombre de calories dans	10 g	50 g	100 g	150 g
Lait entier	7	35	70	105
Lait demi-écrémé liquide	5	25	50	75
Lait écrémé liquide	3	15	30	45
Lait écrémé en poudre	36	180	360	540
Yaourt (la pièce pèse 125 g)	6	30	60	90
Yaourt maigre	4	20	40	60
Fromage blanc à 0 % M.G.	6	30	60	90
Fromage blanc à 20 % M.G.	11	55	110	165
Fromage blanc à 40 % M.G.	15	75	150	225
Camembert	30	150	300	450
Brie	25	125	250	375
Pont-l'Évêque	30	150	300	450
Gruyère	40	200	400	600
Cantal	40	200	400	600
Hollande	35	175	350	525
Roquefort	40	200	400	600
Bleu	40	200	400	600
Chèvre	32	160	320	480
Crème fraîche	34	170	340	510

MATIÈRES GRASSES

Nombre de calories dans	10 g	50 g	100 g	150 g
Beurre	75	375	750	1 125
Beurre à 50 % M.G.	40	200	400	600
Huile	90	450	900	1 350
Lard	82	412	823	1 235
Margarine	73	367	733	1 100
Mayonnaise (tube ou bocal)	40	200	400	600
Mayonnaise fraîche	73	367	733	1 100
Babeurre	4	20	40	60
Végétaline	89	443	886	1 329

PRODUITS SUCRÉS

Nombre de calories dans	10 g	50 g	100 g	150 g
Sucre	40	200	400	600
Confiture	28	140	280	420
Chocolat au lait	55	275	550	825
Chocolat à croquer	53	263	526	789
Bonbon	38	190	380	570

MENUS HYPO-CALORIQUES

MODE D'EMPLOI

Voici un choix de menus classés selon leur nombre de calories.

- A vous de composer vos repas d'une journée en jouant avec les menus, selon le palier hypo-calorique que vous aurez calculé.

Exemple : vous avez décidé d'essayer un régime à 1 250 calories environ.

Votre journée comprendra		
● un petit déjeuner		250 calories
● un déjeuner		450 calories
● un dîner		550 calories
	Total	1 250 calories

- Ne supprimez pas totalement le pain ou les biscottes. Votre organisme en a besoin*.
- Ne supprimez pas totalement les matières grasses, votre organisme en a besoin*.
- Si vous désirez adapter les menus aux saisons, ou si un plat ne vous plaît pas, vous avez la possibilité de le remplacer par un autre plat de votre choix. Dans ce cas, reportez-vous à la liste des équivalences, à la fin des menus.
- Les plats marqués d'un astérisque signifient que vous trouverez la recette à la rubrique *recettes*.
- Voir la recette de la vinaigrette et des autres sauces page 166.

* Rappelez-vous : une cuiller à soupe d'huile équivaut à 90 calories. Et un huitième de baguette équivaut à 76 calories.

EXEMPLES DE PETITS DEJEUNERS A 250 CALORIES

1 demi-pamplemousse
1 yaourt nature
2 tranches de pain complet (30g)
1 cuiller à café rase de beurre à 50 % de matières grasses
café ou thé

---

1 demi-orange
1 œuf dur ou à la coque
2 biscottes ou 5 gressins
1 cuiller à café de beurre à 50 % de matières grasses
café ou thé

---

2 mandarines
1 demi-sel
1 huitième de baguette
café ou thé

---

1 petite poire
1 yaourt maigre
1 tranche de pain de seigle (30 g)
café ou thé

EXEMPLES DE PETITS DEJEUNERS A 250 CALORIES

1 orange
1 huitième de camembert
1 huitième de baguette
café ou thé

---

2 prunes
1 tranche fine de jambon cuit ou cru
2 tranches de pain aux céréales (30 g)
café ou thé

---

1 bol de lait liquide écrémé sans sucre
1 bol de corn-flakes sans sucre
2 cuillers à soupe de compote non sucrée
café ou thé

---

1 bol de fraises
100 g de fromage blanc à 20 % de matières grasses
1 bol de rice-crispies
café ou thé

MENUS A 450 CALORIES

12 Huîtres
1 salade composée *
2 tranches de pain de seigle (30 g)
10 g de beurre ou une portion du commerce
1 mandarine

---

1 demi-pamplemousse
1 omelette de 2 œufs à la ratatouille *
1 assiette de laitue (1 cuil. à soupe de vinaigrette)
1 yaourt maigre nature

---

1 bol de carottes rapées (1 cuil. à soupe de vinaigrette)
1 côte de veau (100 g)
1 assiette à dessert d'endives à l'étouffée
1 petite pêche

---

1 tomate en vinaigrette (1 cuil. à soupe)
1 beau pilon de poulet grillé (100 g de viande)
1 assiette à dessert de purée de potiron *
1 tasse à thé de grains de raisin

MENUS A 450 CALORIES

1 assiette à soupe de moules marinières *
1 assiette à dessert de chou-fleur cuit à la vapeur
1 tasse à thé de fraises natures

---

1 bol de salade d'endives (vinaigrette : 1 cuil. à soupe)
1 bol de coquillettes (avec 1 tasse à café de coulis de tomates *)
1 yaourt entier
1 mandarine

---

15 rondelles de concombre (sauce au yaourt)
1 steak grillé (100 g)
1 assiette à dessert de haricots verts à la vapeur
1 demi-poire

---

10 radis
1 bol de lentilles aux oignons et aux herbes de Provence
1 petite pomme

MENUS A 450 CALORIES

3 cuillers à soupe de céleri rave (rémoulade : 1 cuil. à soupe)
viande de pot au feu dégraissée (100 g)
1 assiette à dessert de légumes de pot au feu dégraissée
1 tasse à thé de salade de fruits frais

---

1 bol de bouillon de bœuf dégraissé
1 filet de merlan à la vapeur (120 g)
1 assiette à dessert de chou-fleur (vinaigrette : 1 cuil. à soupe)
1 tasse à thé d'ananas frais en morceaux

---

1 bol de salade de champignons de Paris (sauce chinoise)
3 coquilles Saint-Jacques à la vapeur*
1 assiette d'épinards à la vapeur
1 pomme de terre moyenne à la vapeur
1 mandarine

---

1 bol de scarole (vinaigrette : 1 cuil. à soupe)
2 filets de sole en papillotte* (voir recette truite en papillotte)
1 assiette à dessert de champignons persillés à l'étouffée
1 yaourt
2 abricots

MENUS A 450 CALORIES

1 tranche de cabillaud à la tahitienne (120 g)
1 assiette de gratin de courgettes * (avec 30 g de gruyère)
1 orange

---

1 bol de salade de chou blanc au crabe et au pamplemousse *
1 foie de veau grillé (100 g)
1 assiette à dessert de céleris braisés
1 mandarine

---

1 bol de salade de fruits de mer *
1 assiette à dessert de ratatouille *
15 cerises moyennes

---

1 tomate à la croque-au-sel
1 escalope de dinde (100 g)
1 assiette à dessert de purée aux trois légumes *
1 banane

MENUS A 550 CALORIES

10 radis
1 quart de poulet basquaise *
1 assiette à dessert de ratatouille *
50 g de bonbel
10 cerises moyennes
1 huitième de baguette

---

1 bol de salade surprise * (vinaigrette : 1 cuil. à soupe)
1 assiette à dessert d'endives à l'étouffée
1 yaourt
1 mandarine

---

1 tasse à thé de carottes râpées (vinaigrette à l'huile d'olive : 1 cuil. à soupe)
2 tranches de langue nature (+ sauce ravigote)
1 assiette à dessert de bettes gratinées avec 30 g de gruyère rapé
1 bol de groseilles

---

1 bol de chou rouge émincé (vinaigrette : 1 cuil. à soupe)
2 cervelles en papillotte *
1 assiette à dessert de carottes et céleris à l'étouffée
1 yaourt
1 ramequin de mousse aux trois fruits
1 huitième de baguette

MENUS A 550 CALORIES

1 tomate à la croque-au-sel
2 œufs pochés au nid d'épinards*
1 assiette à dessert d'épinards cuits à la vapeur
1 huitième de camembert
1 bol de fraises
1 tranche de pain aux céréales

---

15 rondelles de concombre à la libanaise *
1 steak grillé (120 g)
1 pomme de terre moyenne à la vapeur (servie avec 1 cuiller à café de crème fraîche)
1 tasse à thé de salade de poire à l'orange

---

1 tasse à thé de champignons de Paris (sauce chinoise)
1 foie de veau grillé (120 g)
4 cuillers à soupe de ragoût de légumes*
1 crème de gruyère
1 pêche
1 tranche de pain de seigle (30 g)

---

8 petites asperges (sauce mousseline : 1 cuil. à soupe)
1 truite moyenne en papillotte*
1 pomme de terre cuite au four en papillotte
1 cuil. à café de crème fraîche
2 abricots

MENUS A 650 CALORIES

1 bol de champignons de Paris en lamelles (sauce chinoise)
3 côtelettes d'agneau grillées aux herbes de Provence
3 cuillers à soupe de petits pois frais
1 cuiller à café de beurre fondu
30 g de munster
1 mandarine
1 quart de ficelle

---

1 bol de carottes râpées (1 cuil. à soupe de vinaigrette)
1 quart de pintade rôti avec le blanc
1 assiette à dessert de chou vert cuit (avec 1 cuil. à café de beurre)
30 g de gruyère
2 prunes
1 huitième de baguette

---

10 radis
1 assiette à dessert d'endives au jambon *
1 tasse à thé de fromage blanc à 20 % de matières grasses
1 tasse à thé de fraises natures

---

1 bol de chou rouge en salade (vinaigrette : 1 cuil. à soupe)
1 bol de flageolets persillés
30 g de cantal
1 tranche d'ananas de 1 cm d'épaisseur
1 tranche de pain de seigle (30 g)

MENUS A 650 CALORIES

10 radis moyens + 10 g de beurre
1 steak haché aux fines herbes (100 g)
3 cuillers de carottes aux petits oignons à l'étouffée
1 quart de ficelle
1 orange

---

1 bol normal de salade composée * (vinaigrette : 1 cuil. à soupe)
1 tranche de gigot grillée (100 g)
1 assiette à dessert de tomates au four au basilic
1 quart de petit fromage de saint-marcellin
1 petite poire
1 tranche de pain de seigle (30 g)

---

1 assiette de laitue (vinaigrette : 1 cuil. à soupe)
1 escalope de veau à la crème (100 g)
1 bulbe de fenouil coupé en morceaux, cuit à l'étuvée
1 pamplemousse
1 tranche de pain aux céréales (30 g)

---

15 tranches de concombre (vinaigrette : 1 cuil. à soupe)
3 sardines grillées
1 assiette à dessert de courgettes à la monégasque *
1 bol normal de salade de fruits exotiques *
1 biscotte

MENUS A 750 CALORIES

1 assiette à soupe de frisée (vinaigrette : 1 cuil. à soupe)
1 portion de jarret de veau printanière * (150 g)
3 cuillers à soupe de carottes et céleris à l'étouffée
1 huitième de camembert
1 banane
1 quart de ficelle

---

1 artichaut cru en vinaigrette (1 cuil. à soupe)
2 tomates farcies *
2 petits suisses à 40 % (1 cuil. à café de sucre)
2 brugnons

---

1 assiette de concombre en vinaigrette (1 cuil. à soupe)
1 steak au poivre (150 g) *
1 pomme de terre cuite à la vapeur
1 poire

---

1 demi-pamplemousse
porc à la choucroute * (viande 100 g)
1 assiette à dessert de choucroute
30 g de roquefort
1 tranche de pain complet (30 g)

MENUS A 750 CALORIES

1 tomate en salade (vinaigrette : 1 cuil. à soupe)
1 quart de poulet vapeur*
1 assiette à dessert de petits légumes
1 demi-crotin de Chavignol
1 quart de ficelle
1 pomme

---

1 bol de salade de chou blanc au pamplemousse*
(vinaigrette : 1 cuil. à soupe)
1 bavette à l'échalotte (150 g)
1 assiette à dessert de haricots verts
1 yaourt
1 bol de framboises natures

---

1 demi-pamplemousse au crabe
1 beau rouget en papillotte * (voir truite en papillotte)
1 assiette à dessert de concombre en béchamelle *
40 g de pont-l'évêque
2 prunes
1 tranche de pain aux céréales (30 g)

---

1 bol de salade de fruits de mer *
1 brochette de rognon (100 g)
1 assiette à dessert de purée d'aubergine
1 tranche d'ananas
1 huitième de baguette

MAIGRIR PAR LES BONS MARIAGES ALIMENTAIRES

1 - Classification des aliments
2 - Règles d'or des mariages alimentaires
3 - Menus quotidiens
5 - Recettes

CLASSIFICATION DES ALIMENTS

- Il existe neuf groupes d'aliments. Ces groupes sont plus nombreux que les groupes classiques d'une alimentation dite « normale ».

- Rappelons qu'un régime correct sélectionne rigoureusement les associations alimentaires en fonction des mécanismes de digestion.

  Cela signifie que l'on ne doit manger ensemble que des aliments qui se digèrent de la même façon, soit en milieu basique, soit en milieu acide.

Rappelons aussi que cette alimentation basée sur les mariages alimentaires fera maigrir les gros, les enrobés ou les obèses mais qu'elle fera grossir les maigres. Plus qu'un régime, c'est d'une désintoxication alimentaire qu'il s'agit.

C'est pour cette raison qu'il est important de garder à l'esprit lorsque vous choisissez votre régime diététique que l'alimentation par les mariages alimentaires, plus qu'un régime, est un art de vivre.

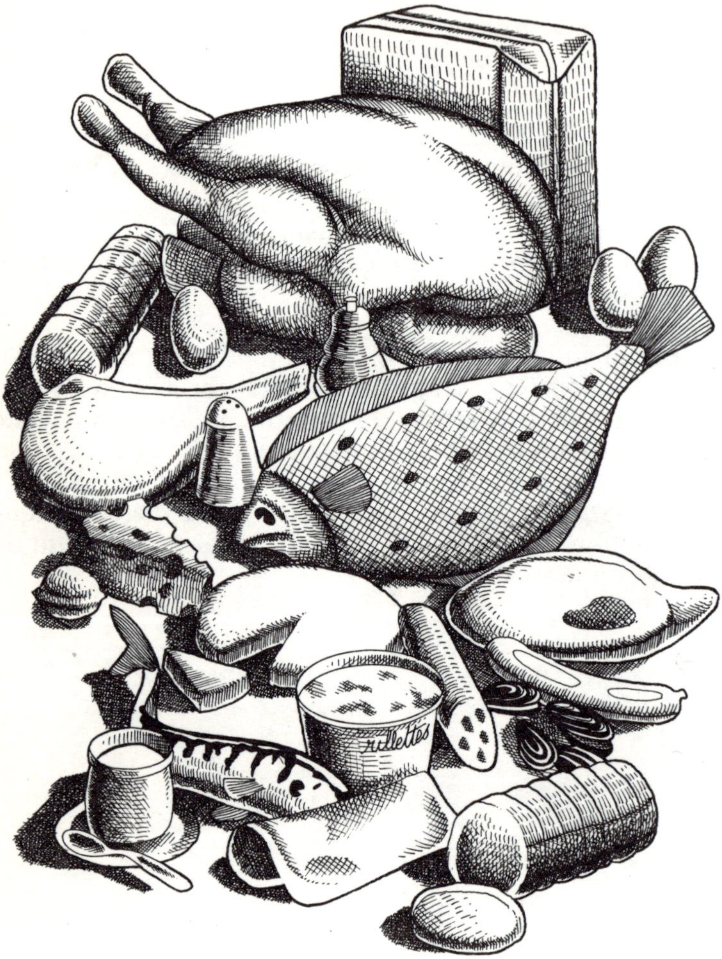
rillettes

GROUPE 1

VIANDES - POISSONS - OEUFS FROMAGES - LAIT

Tous ces aliments sont principalement composés de protéines.

- Ce sont des protides concentrés.
- Ils englobent toutes les sortes de viandes : bœuf, porc, mouton, poulet, lapin, gibier et charcuteries.
- Ils englobent toutes les sortes de poissons, maigres ou gras : merlan, truite, rouget, requin, thon, sardine, saumon frais ou fûmé, anguille.
- Ils englobent toutes les sortes de fruits de mer, coquillages ou crustacés.
- Ils englobent toutes les sortes de laitages et les dérivés, fromages, yaourts, fromages blancs, crèmes, à condition qu'ils fassent moins de 55 % de matières grasses. Dans ce dernier cas, on considère qu'ils appartiennent à la catégorie des lipides (graisses).

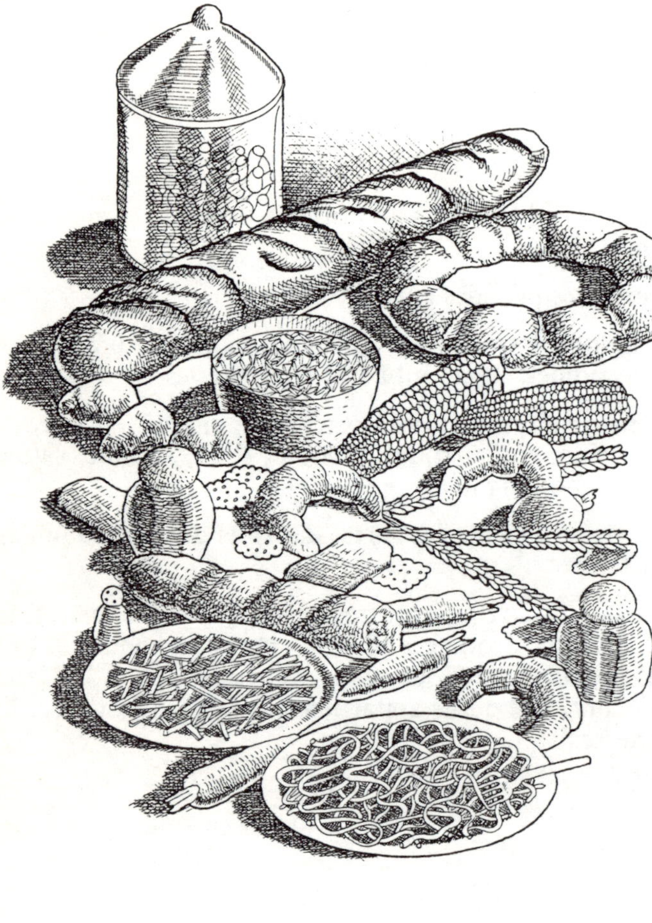

GROUPE 2

FARINEUX

- Ils appartiennent à la catégorie des hydrates de carbone.
- On les nomme aussi amidons, ou amylacés.
- Ils englobent tous les aliments qui contiennent de l'amidon.
- Ils contiennent aussi des protéines mais en nombre restreint.

C'est pour cette raison qu'on les classe dans les hydrates de carbone et non dans les protéines.

Ce sont *les céréales* (blé, orge, avoine, son, sarrasin, seigle, maïs, riz...)

les farines (de blé, de maïs, de manioc, de châtaigne, de pois chiches, de sarrasin, de seigle, de soja, etc.)

les flocons, (d'avoine, de blé, de sarrasin, d'orge, etc.)

les dérivés des farineux (pain, biscottes, pâtes, spaghettis, tagliatelles, nouilles de riz, vermicelles chinois, pâte à tarte, pâte à pizza, beignets, crêpes, biscuits secs, pâtisserie...)

les légumes légèrements farineux (pomme de terre, salsifis, chou-fleur, rutabaga, artichaut, carotte, navet, potiron, topinambour, betterave.) A l'exception de la pomme de terre, on considère les autres comme des légumes non farineux.

les arachides (qui peuvent entrer dans la catégorie des lipides vu leur teneur en matière grasses.)

les châtaignes.

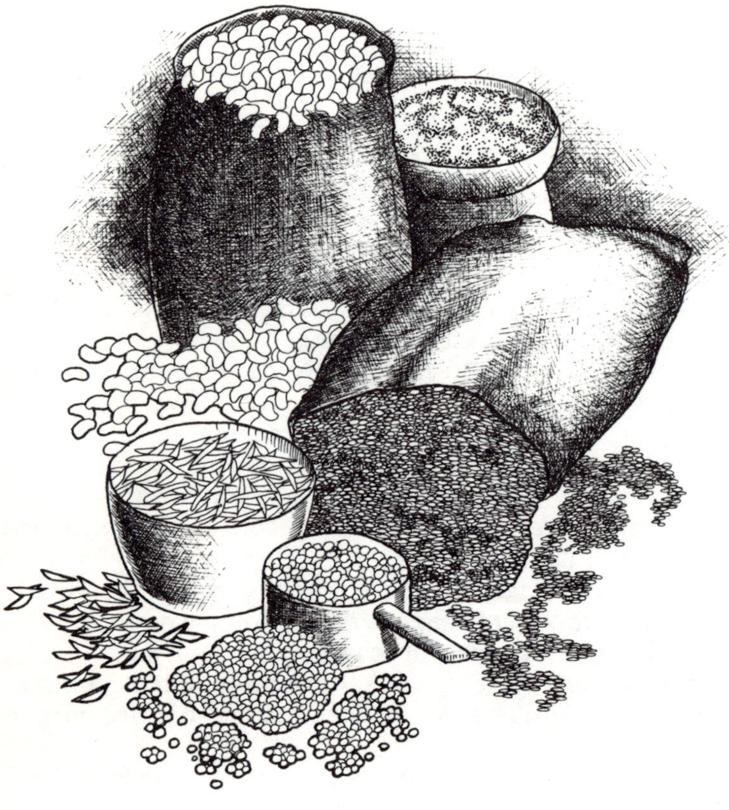

GROUPE 3

LÉGUMES SECS

Ce sont les fèves, les pois cassés, les haricots (blancs, rouges, flageolets), les lentilles, le soja, les pois chiches.

- Ils sont peu recommandés dans le cadre d'une alimentation dissociée. Ils contiennent à la fois de l'amidon et des protéines en quantités importantes. Ce ne sont pas des concentrés d'hydrates de carbone (amidons ou sucres) ni des concentrés de protéines. Ils sont très difficiles à digérer car ils nécessitent des sucs digestifs différents qui s'annihilent mutuellement.
- Si vous ne pouvez pas résister à vos envies de légumes secs, mangez-lez seuls, sans lardons, ni viande, ni saucisses, et cuisez-les en les aromatisant de sarriette, herbe au goût poivré qui neutralise en partie les purines des légumes secs.

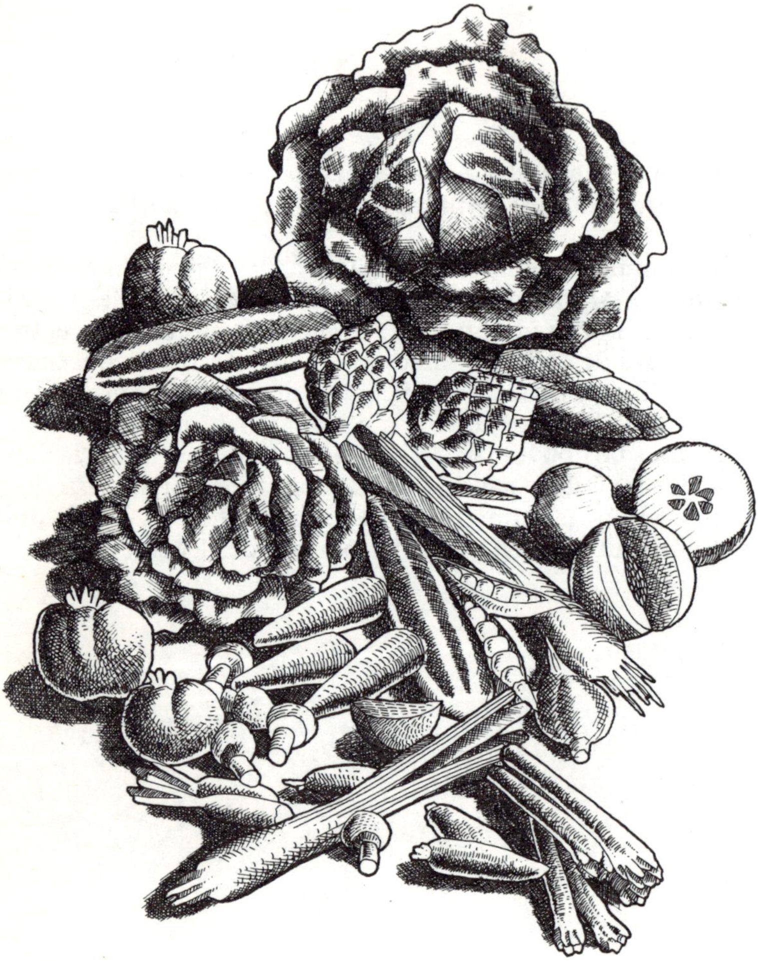

GROUPE 4

LES LÉGUMES VERTS

Ce sont des aliments neutres. Ils se marient avec toutes les autres catégories d'aliments, contiennent des fibres qui améliorent le transit intestinal et facilitent la digestion.

- Dans le cadre d'une alimentation dissociée vous devez en manger à tous les repas.

- Vous pouvez en manger une grande quantité.

Appartiennent à cette catégorie : l'ail, les asperges, les blettes, le céleri, le brocoli, la ciboulette, la civette, la chicorée, le choux, les choux de Bruxelles, le chou-fleur, le concombre, la courge, la courgette, le cresson, l'échalote, les endives, les épinards, les haricots verts, la laitue, l'oignon, l'oseille, le persil, le pissenlit, le poireau, le poivron, les pousses de bambou, les radis, la scarole et autres salades.

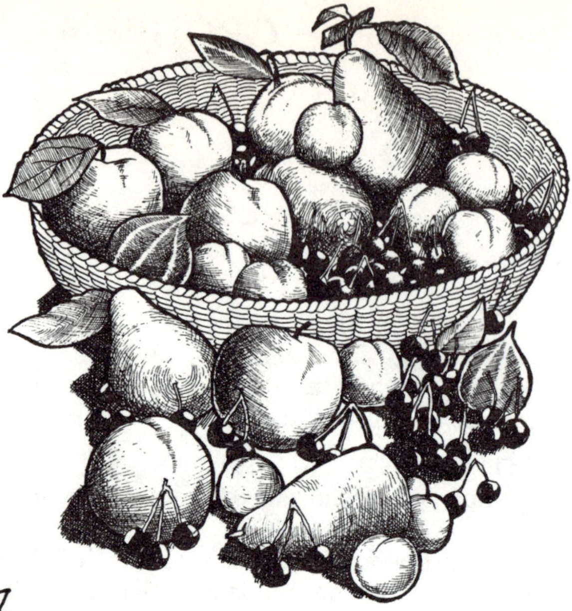

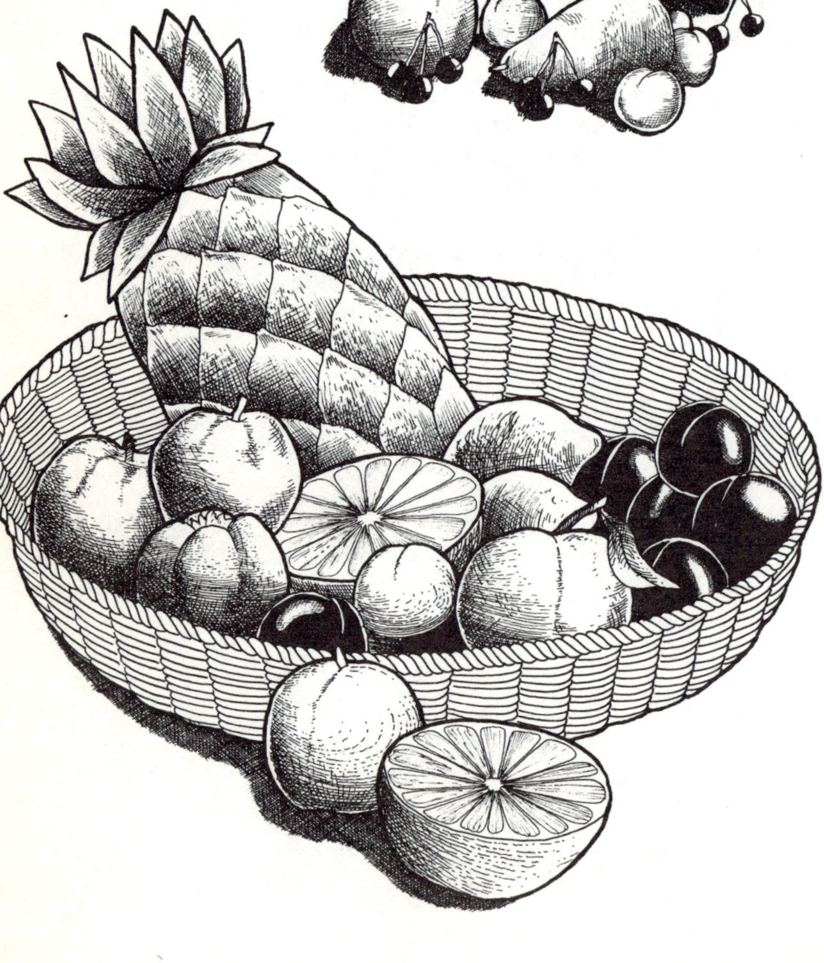

GROUPE 5

FRUITS MI-ACIDES

Appartiennent à cette catégorie : l'abricot, la cerise, la figue fraîche, la mangue, le mangoustan, la papaye, la pêche douce, la poire, la pomme douce (style golden) la prune douce, les fraises, les framboises...

Malgré leur teneur en sucre pour certains, ils contiennent tous de l'acidité.

On peut mélanger les fruits acides et mi-acides, mais il est préférable de manger ensemble seulement les fruits appartenant à un même groupe.

GROUPE 6

LES FRUITS ACIDES

Appartiennent à cette catégorie : l'ananas, le citron, l'orange, le pamplemousse, la grenade, la pêche acide, la pomme acide, la prune acide, le raisin acide, le kiwi, les cerises acides (griottes et montmorency) et la *tomate cuite.*

MELON

Le melon n'entre dans aucune catégorie de fruits.
Il ne se marie avec aucun autre aliment.
Il se mange seul.

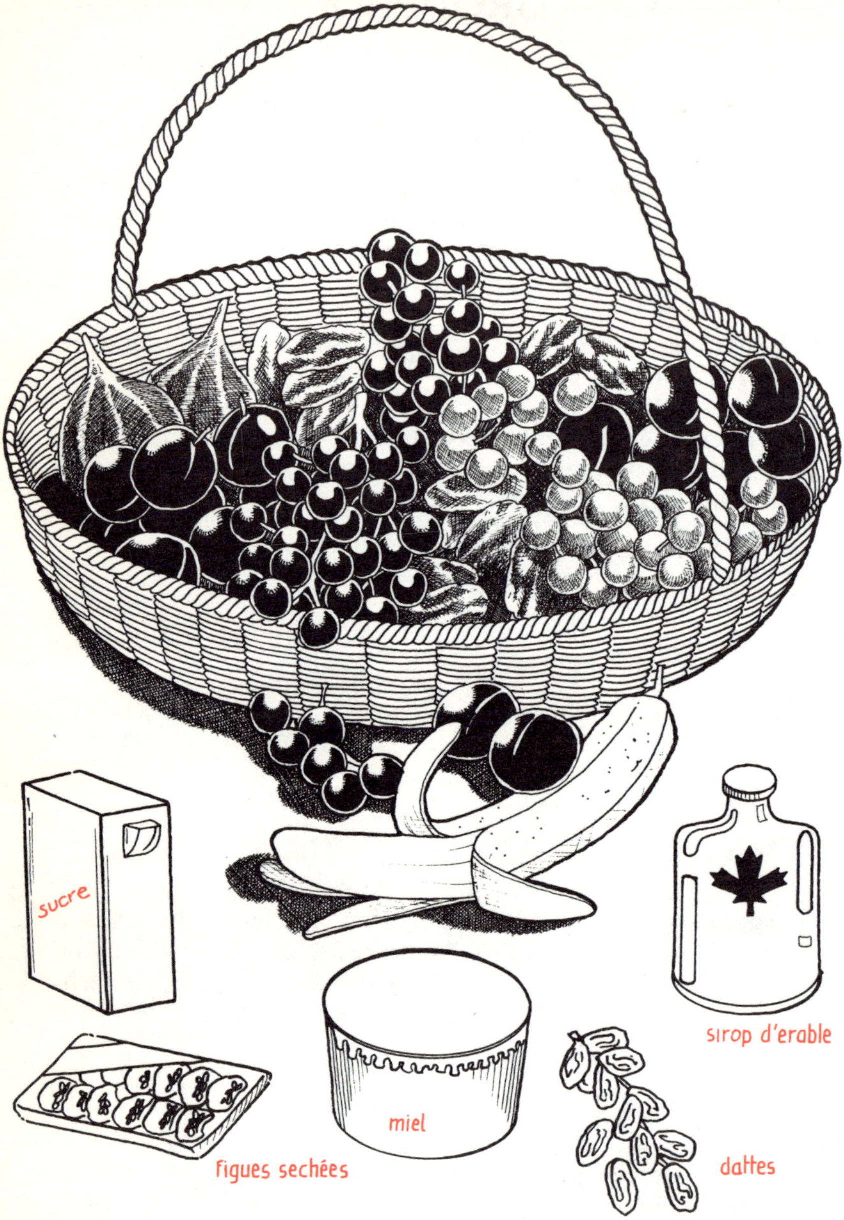
sucre
sirop d'erable
miel
figues sechées
dattes

GROUPE 7

LES SUCRES ET FRUITS SUCRÉS

Ce sont des aliments concentrés en sucres.

- Ils appartiennent à la catégorie des hydrates de carbone.

Les sucres comprennent : le sucre, le miel, les sirops, la mélasse, le sirop d'érable.

Les fruits sucrés comprennent : les bananes, les dattes, les figues, les kakis, les pruneaux, les poires séchées, les abricots séchés, le raisin sec, le raisin sucré comme le muscat.

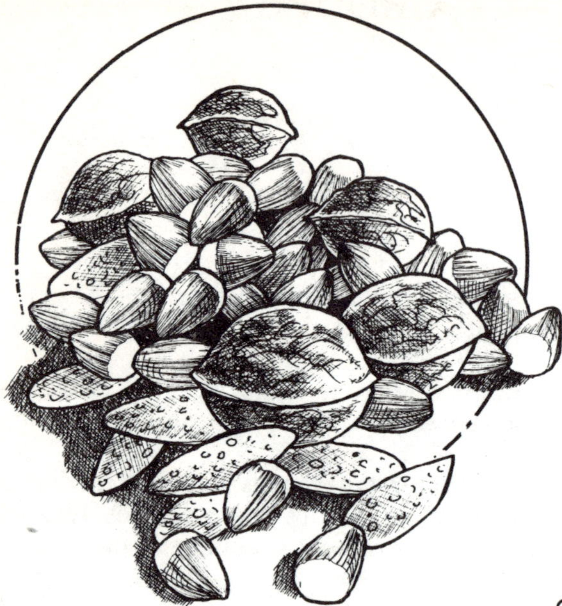

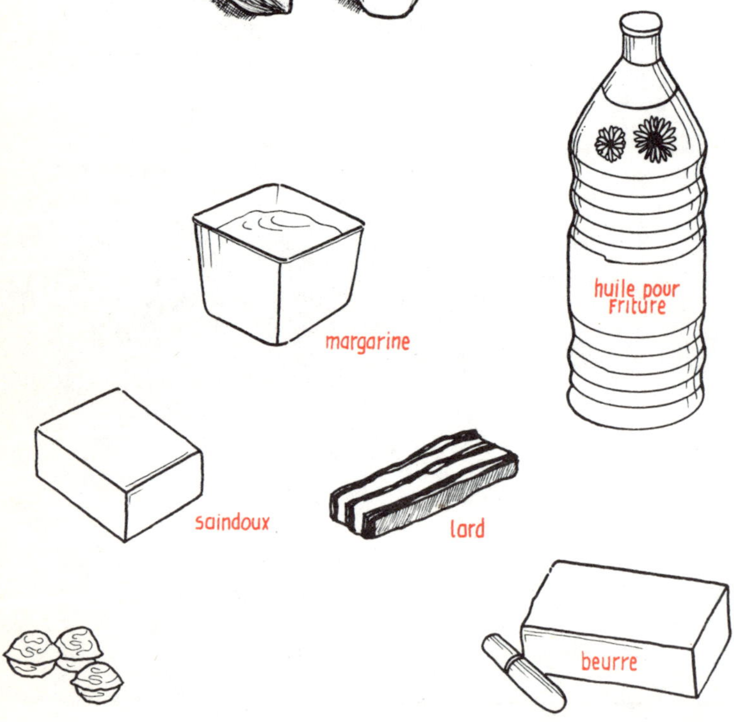
huile pour
Friture
margarine
saindoux
lard
beurre

GROUPE 8

LES OLÉAGINEUX

Ce sont les noix, les noisettes, les noix de cajou, les amandes, les pignons, les graines de tournesol, les graines de courge.

- On peut placer dans cette catégorie noix de coco et avocat.

Ils contiennent des protéines et de l'huile. Ils se marient avec très peu d'aliments.

Pour ne pas grossir, ne les mangez qu'avec des fruits acides ou des légumes verts.

GROUPE 9

LES GRAISSES (ou lipides)

Ce sont tous les aliments qui comprennent plus de 55 % de matières grasses.

Elles comprennent le beurre, les huiles, la margarine, le saindoux, le lard, les noix, les viandes grasses, les fromages gras (plus de 55 % de matières grasses).

Le boudin entre aussi dans cette catégorie.

LES 9 RÈGLES D'OR DES MARIAGES ALIMENTAIRES

Pour vous faciliter la vie, nous avons essayé de vous résumer de façon claire et simple les bons et les mauvais mariages alimentaires.

- La première partie vous donne les règles d'or, expliquées par des dessins qui illustrent les mauvais mariages alimentaires, sous la rubrique dessinée : VOUS GROSSISSEZ.
- La deuxième partie ne se compose que d'images vous montrant ce que vous pouvez manger sous la rubrique : VOUS MAIGRISSEZ.

PREMIÈRE RÈGLE D'OR

Ne jamais mélanger, c'est-à-dire manger au cours d'un repas, les farineux et les protéines.

Pourquoi ?

Parce qu'un aliment farineux et un aliment protéique déterminent des sucs digestifs différents.

Pour que ces sucs fassent correctement leur travail de digestion, il faut qu'ils agissent séparément. Ensemble ils se contrarient. Les protéines sont digérées dans l'estomac qui sécrète dans ce but un suc gastrique très acide.

La digestion des amidons qui commence dans la bouche et se continue dans l'intestin ne se fera pas à cause de l'apport d'un suc devenu trop acide. Les farineux fermenteront.

● N'oubliez pas que les oléagineux contiennent un fort pourcentage de protéines.

Évitez poisson + riz
poulet + frites
steak + pâtes
sandwich au jambon
sandwich au gruyère
poisson pané
sauce liée à la farine pour une viande
gâteau aux noix
gâteau aux amandes.

VOUS GROSSISSEZ

saucisse
+
pain

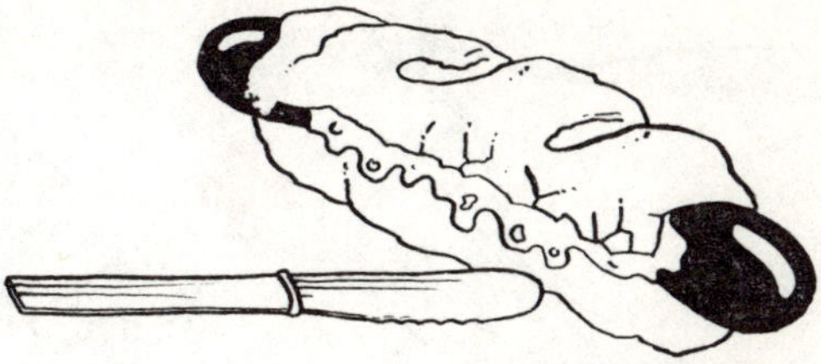

viande
+
pain

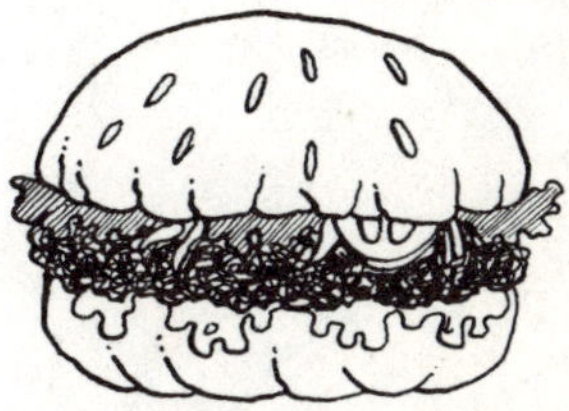

jambon
+
pain

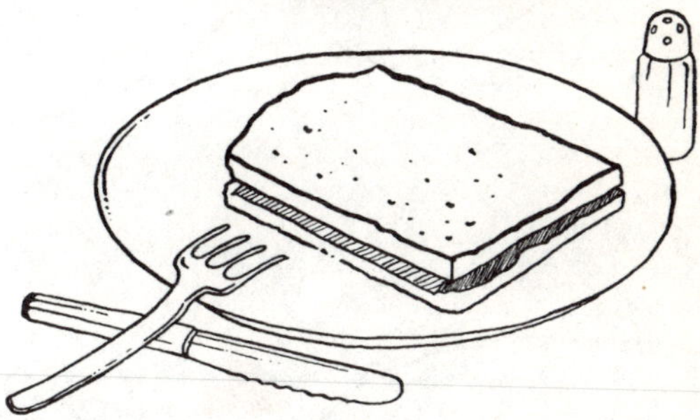

fromage
+
pain

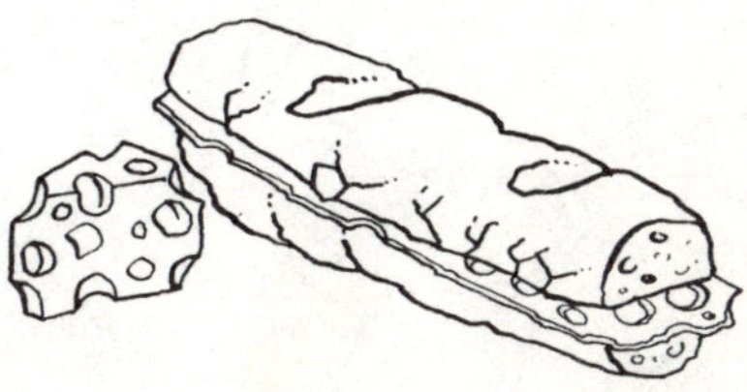

PROTEINES + FARINEUX

VOUS GROSSISSEZ

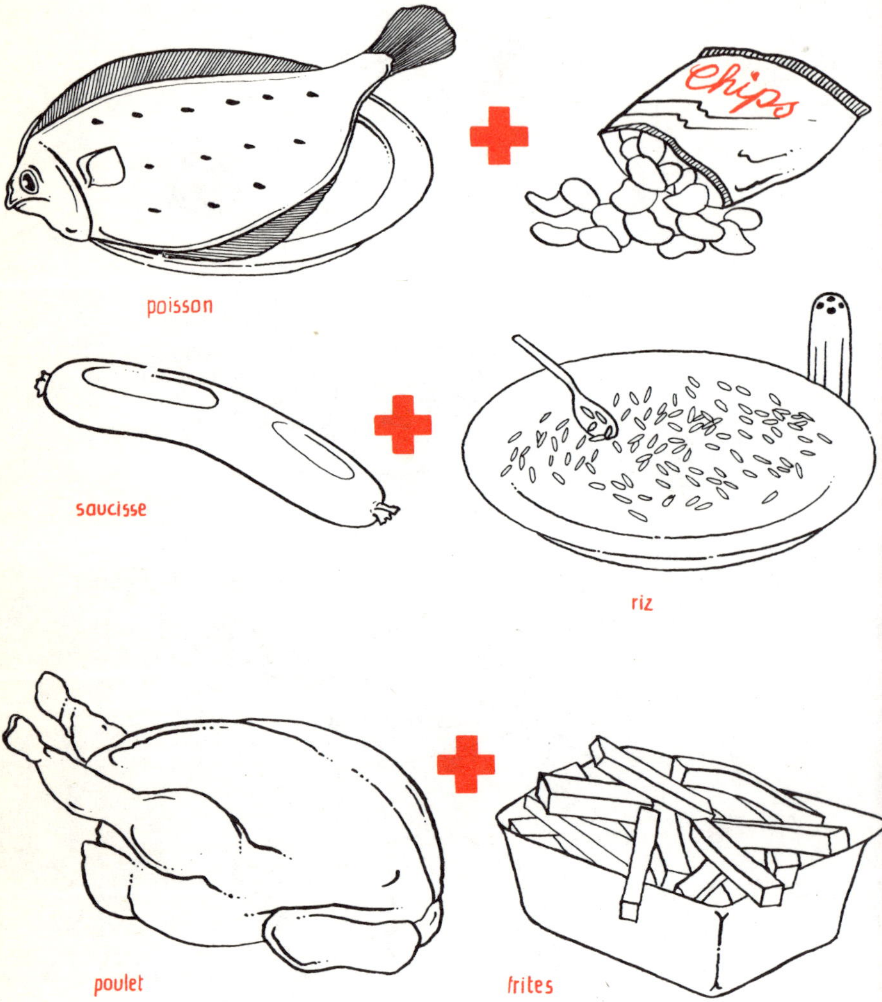

PROTEINES + FARINEUX

VOUS GROSSISSEZ

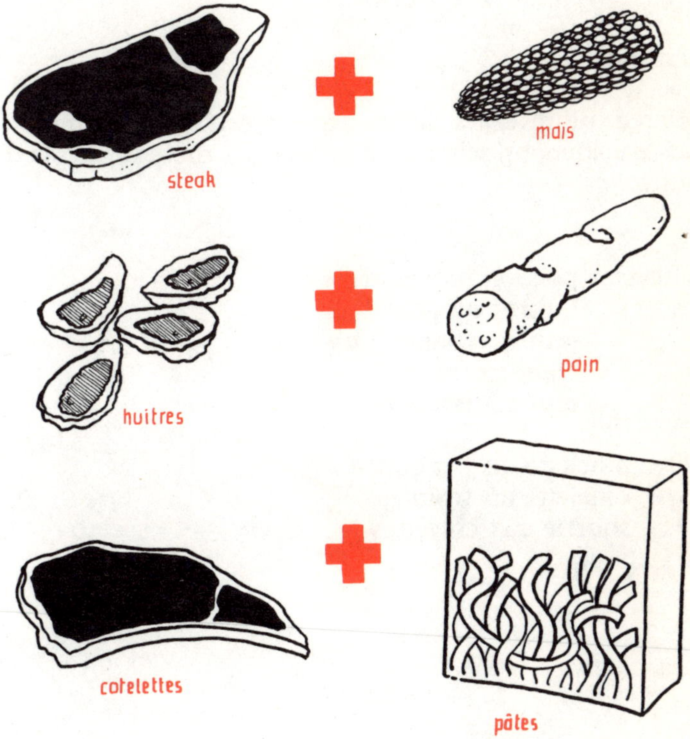

PROTEINES + FARINEUX

DEUXIÈME RÈGLE D'OR

Ne mangez, au cours d'un repas, qu'un seul aliment appartenant à la catégorie des protéines.

Pourquoi ?

Parce qu'un excès de protéines entraîne la formation de l'acide urique, principal responsable des rhumatismes et de la goutte.

Choisissez poisson *ou* viande
huîtres *ou* poulet
œuf mayonnaise *ou* sole
viande *ou* noix
œuf *ou* jambon

Évitez omelette au jambon
omelette au fromage
soufflé aux crevettes

VOUS GROSSISSEZ

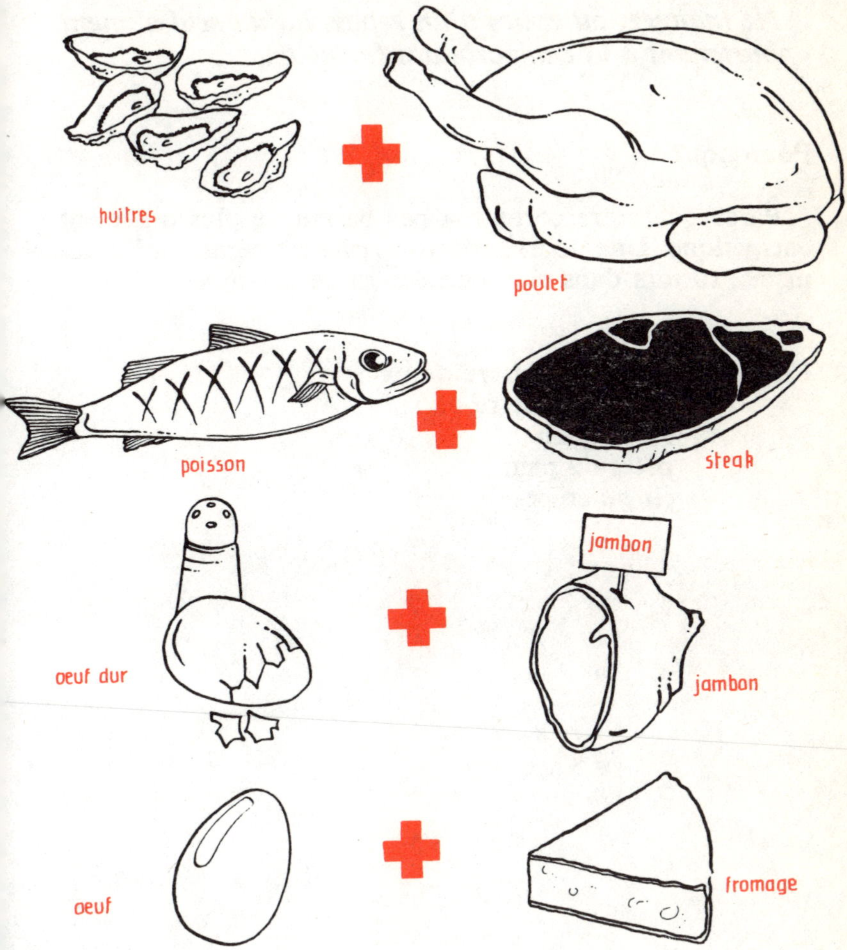

PROTÉINES + PROTÉINES

TROISIÈME RÈGLE D'OR

Ne mangez, au cours d'un repas, qu'un seul aliment appartenant à la catégorie des farineux.

Pourquoi ?

Parce que votre corps n'a pas besoin de plus d'aliment énergétique. Une nourriture trop riche est néfaste à l'organisme, surtout dans une société essentiellement sédentaire.

Choisissez pommes de terre *ou* pain
pomme de terre *ou* riz
riz *ou* pain
pâtes *ou* pain
riz *ou* crêpes

VOUS GROSSISSEZ

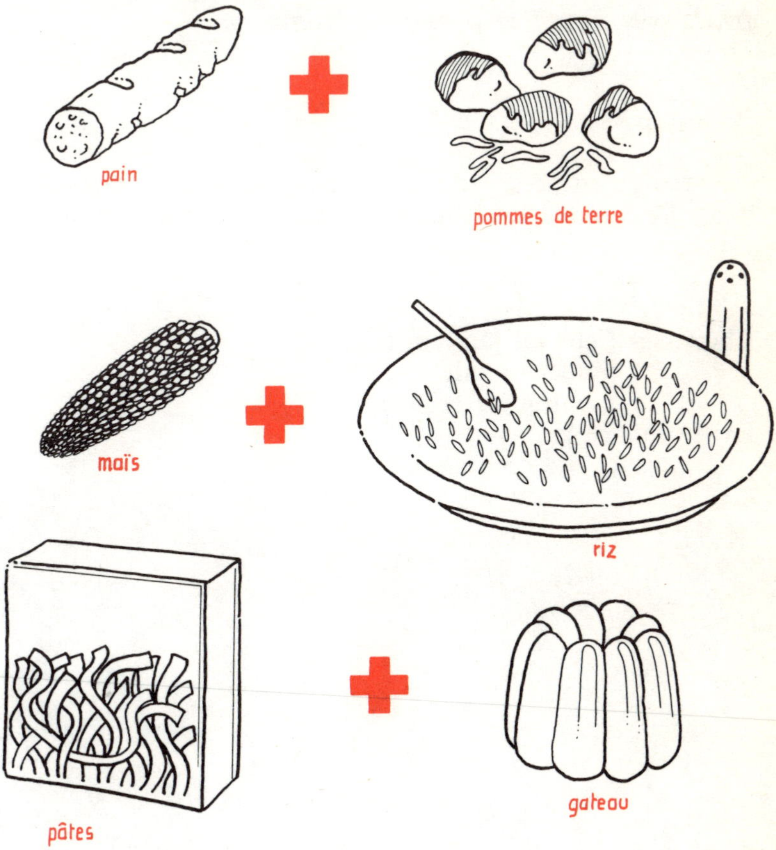

FARINEUX + FARINEUX

QUATRIÈME RÈGLE D'OR

Ne jamais manger au cours d'un repas sucres ou fruits très sucrés et protéines animales.

Pourquoi ?

Parce qu'en présence des protéines les sucres fermentent dans l'estomac. Les sucres empêchent la digestion des protéines.

Choisissez figue *ou* jambon cru
poulet *ou* miel
mouton *ou* pruneaux
Évitez canard laqué
travers de porc au miel
porc au caramel

VOUS GROSSISSEZ

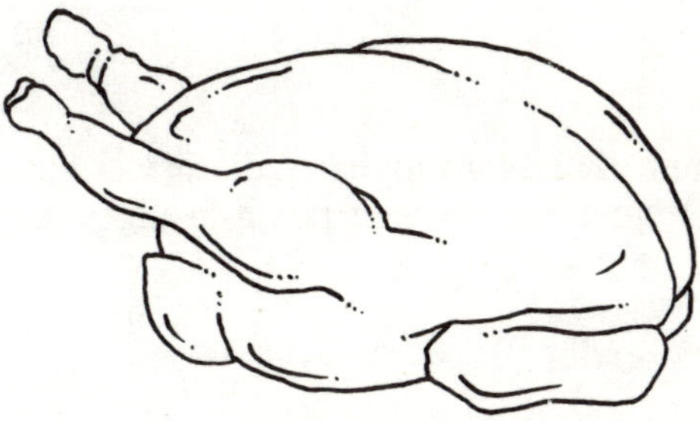

poulet

+

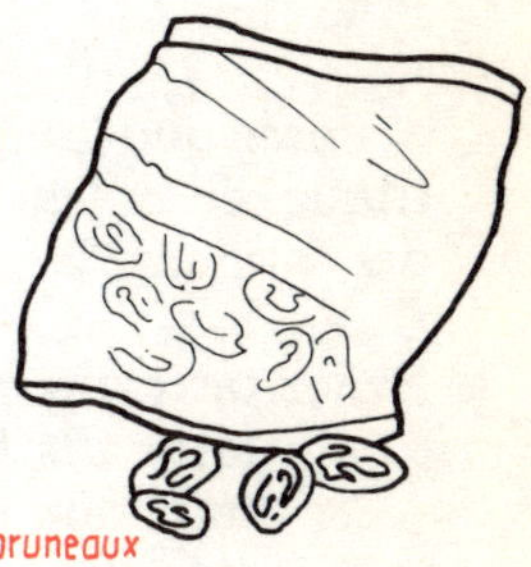

pruneaux

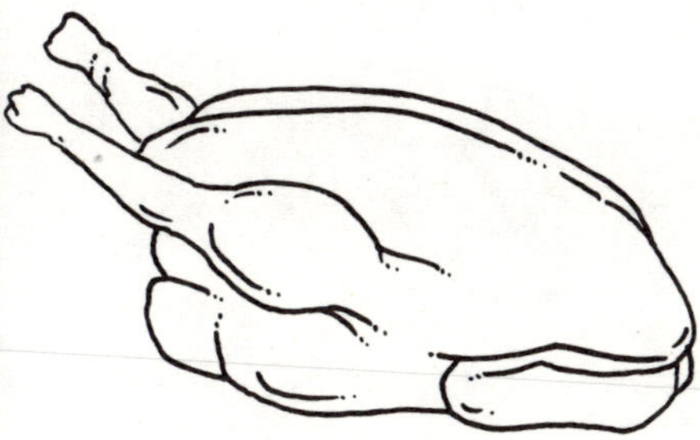

canard

+

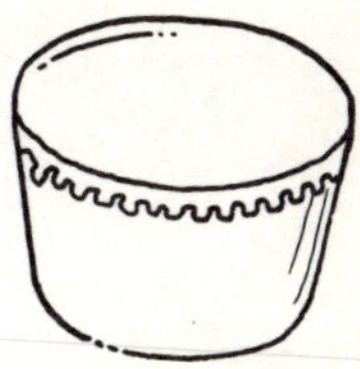

miel

PROTEINES + SUCRE

CINQUIÈME RÈGLE D'OR

Ne jamais manger au cours d'un repas farineux et fruits acides.

Pourquoi ?

Parce que les fruits sont digérés au niveau salivaire et gastrique, en milieu acide, lequel ne convient pas à la digestion des farineux.

Évitez tarte aux pommes acides
tarte aux fraises
tarte aux prunes
etc.

VOUS GROSSISSEZ

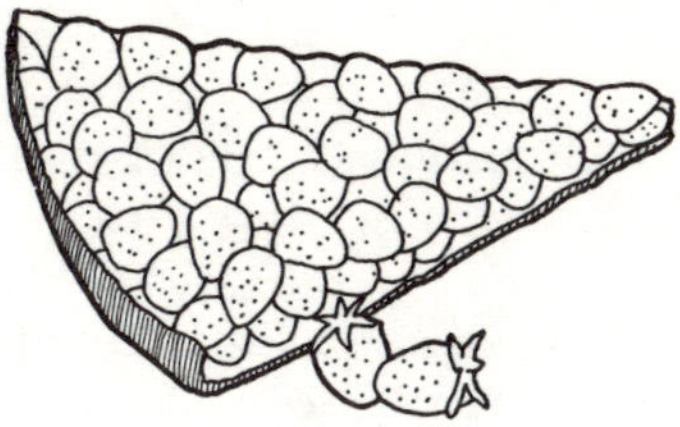

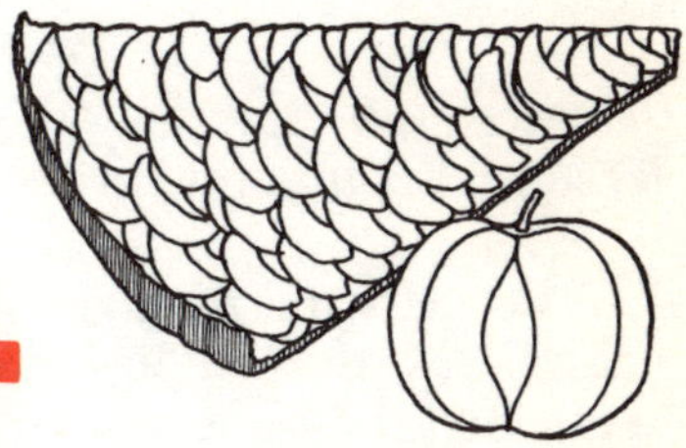

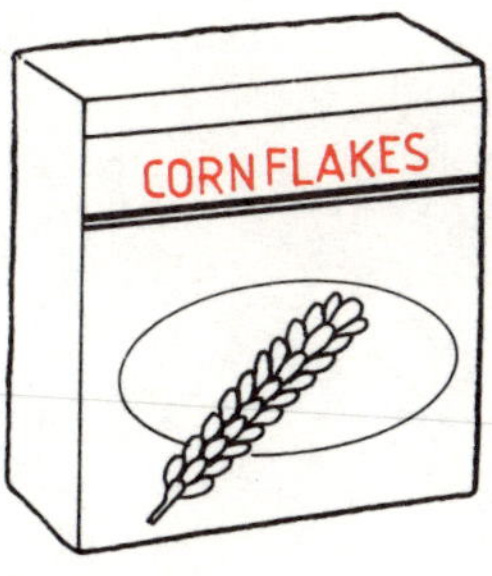

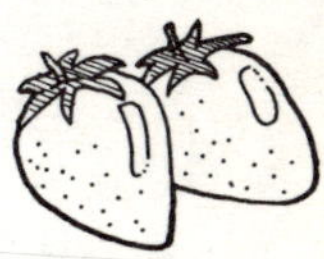

FARINEUX + FRUITS

SIXIÈME RÈGLE D'OR

Le lait se prend seul ou avec des fruits, des salades, des légumes crus ou cuits.

Pourquoi ?

Parce que c'est un aliment protéique qui se digère mal lorsqu'il est ingurgité avec des protéines ou des farineux.

Pour ceux qui ne digèrent pas le lait, signalons que le lait caillé, le yaourt et le babeurre se digèrent mieux. L'idéal serait de prendre le lait à la cuiller pour l'insaliver.

VOUS GROSSISSEZ

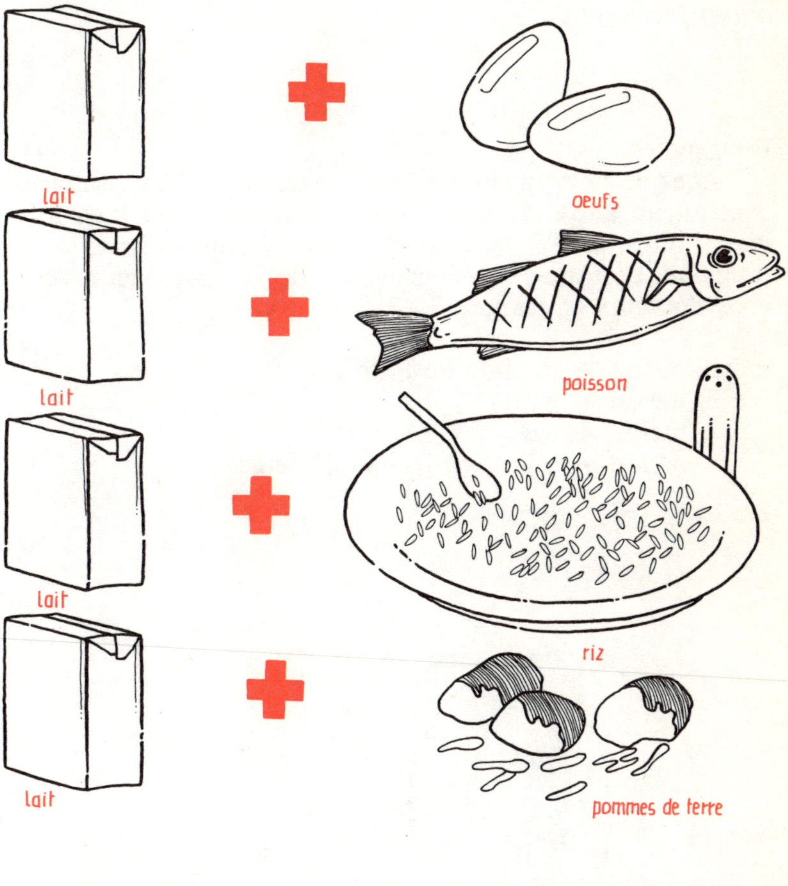

LAIT + FARINEUX
+ PROTÉINES

SEPTIÈME RÈGLE D'OR

Le melon, comme la pastèque ou le melon d'eau, se mange seul en dehors des repas, de préférence une heure avant les repas.

Pourquoi ?

Parce que c'est un aliment très indigeste et qu'il ne se marie avec aucun autre aliment. Le melon ne se digère bien que dans l'intestin. S'il est ingurgité avec d'autres aliments, il reste dans l'estomac et cela provoque des troubles : gazs, renvois, douleurs gastriques.

Évitez melon + jambon de Parme
melon + pain
melon + gâteau
melon + salade de fruits différents.

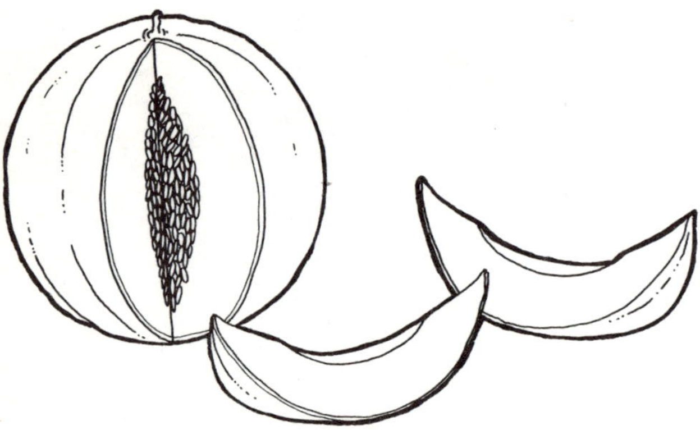

HUITIÈME RÈGLE D'OR

Utiliser des huiles végétales anhydres non saturées et ayant été battues à froid.

Les huiles d'olive, de lin, de soja, de germe de blé, de tournesol, de maïs sont excellentes pour la santé car elles contiennent des acides gras essentiels. Certaines comme les huiles de soja, de tournesol, de maïs, empêchent la formation de cholestérol.

Les huiles, comme les autres matières grasses, végétaline ou beurre, se marient bien avec les farineux comme avec les protéines, à condition de ne pas mélanger ces deux sortes d'aliments au cours d'un même repas.

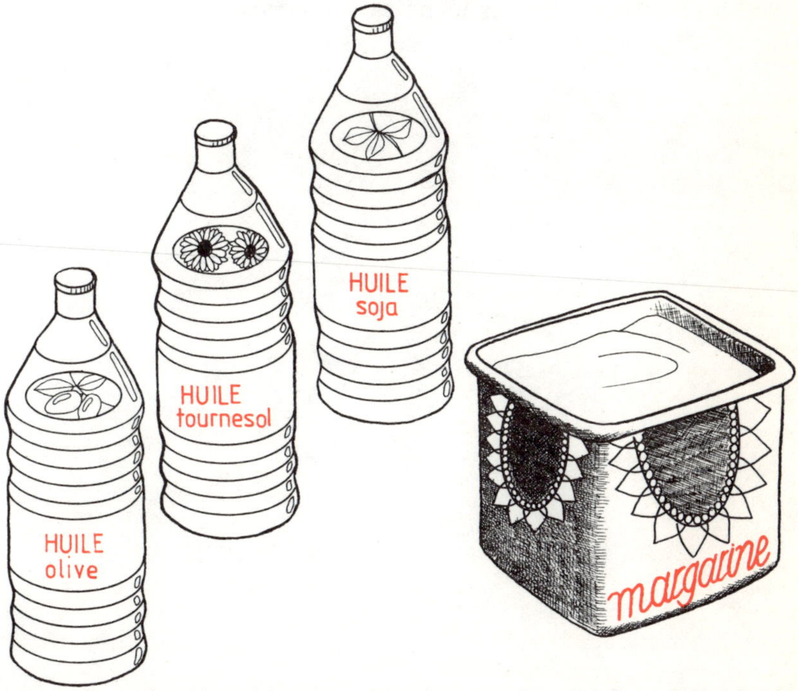

NEUVIÈME RÈGLE D'OR

Il est recommandé de ne pas manger de légumes secs.

Pourquoi ?

Parce que les légumineuses ou légumes secs contiennent en proportion importante des hydrates de carbone (farineux) et des protéines végétales. Or nous l'avons vu dans la première règle d'or, farineux et protéines ne sont pas compatibles avec une bonne digestion.

Les légumineuses suivent donc les règles des farineux *et* des protéines.

Si vous ne pouvez pas vous en passer, le moins néfaste est de les manger avec des légumes verts crus ou cuits.

LES MAUVAIS MARIAGES ALIMENTAIRES VOUS GROSSISSEZ

FARINEUX	+	PROTÉINES
FARINEUX	+	FARINEUX
PROTÉINES	+	PROTÉINES
PROTÉINES	+	SUCRES OU FRUITS SUCRÉS
FARINEUX	+	FRUITS OU FRUITS ACIDES
LAIT	+	PROTÉINES
LAIT	+	FARINEUX
LÉGUMES SECS	+	PROTÉINES
LÉGUMES SECS	+	FARINEUX
LÉGUMES SECS	+	SUCRES
LÉGUMES SECS	+	FRUITS
LÉGUMES SECS	+	CORPS GRAS

LES BONS MARIAGES ALIMENTAIRES VOUS MAIGRISSEZ

PROTÉINES	+	LÉGUMES VERTS
PROTÉINES	+	FRUITS
PROTÉINES	+	MATIÈRES GRASSES
FARINEUX	+	LÉGUMES VERTS
FARINEUX	+	MATIÈRES GRASSES
FARINEUX	+	SUCRES OU FRUITS SUCRÉS
FRUITS	+	FRUITS
FRUITS	+	OLÉAGINEUX
FRUITS	+	LAIT
LÉGUMES VERTS	+	LAIT
LÉGUMES VERTS	+	MATIÈRES GRASSES
LÉGUMES VERTS	+	LÉGUMES VERTS

MELON SEUL PASTÈQUE SEULE

LÉGUMES SECS + LÉGUMES VERTS

(Acceptable mais non recommandé)

OLÉAGNIEUX + FRUITS ACIDES

VOUS MAIGRISSEZ

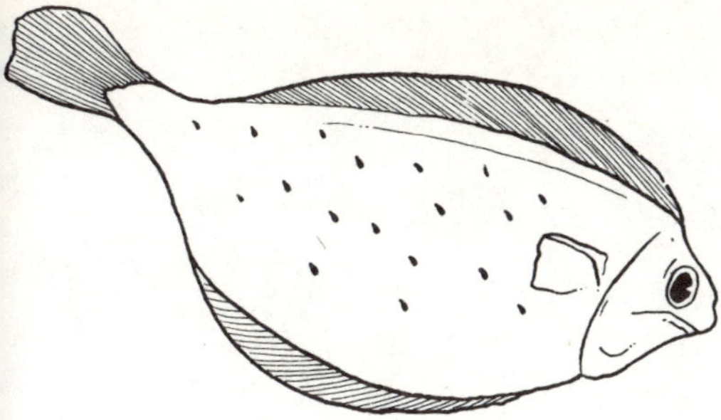

sole

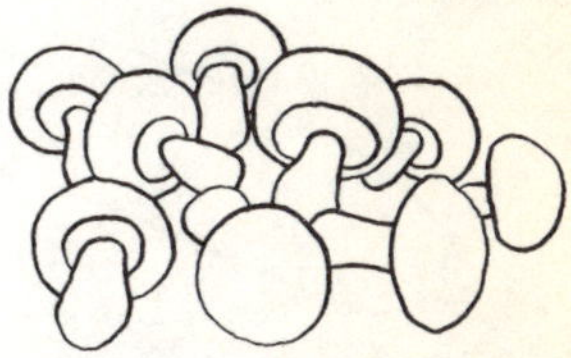

champignons

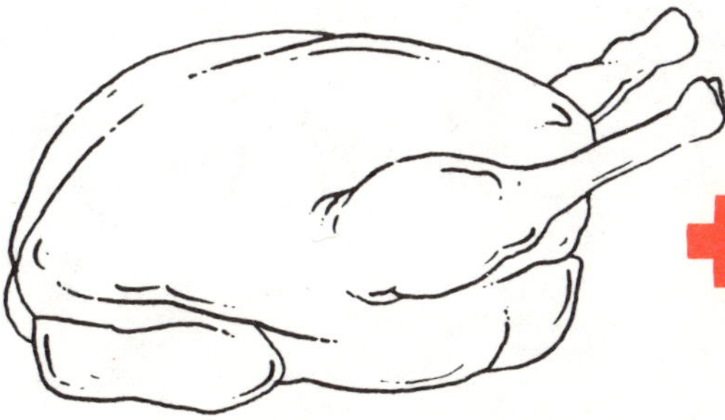

poulet

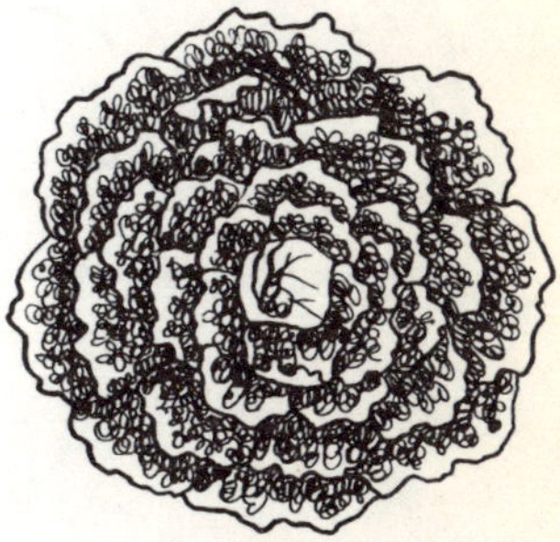

chou

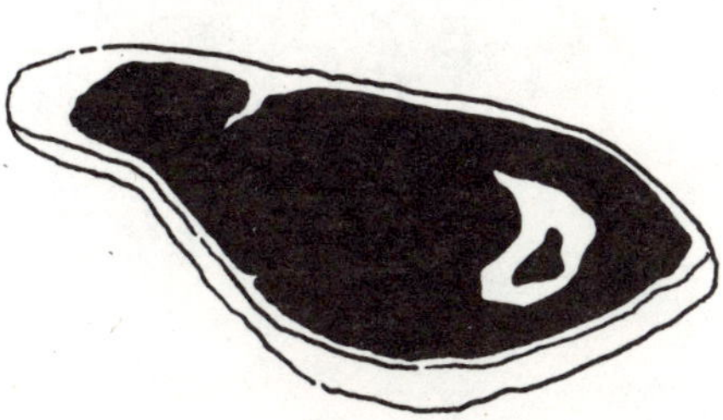

steak

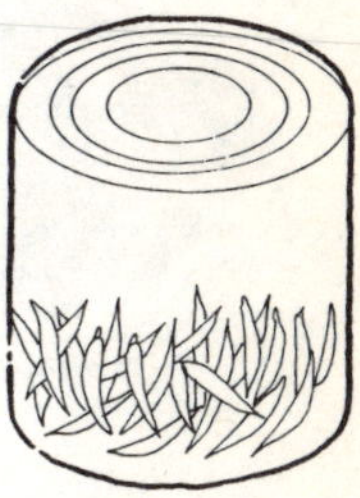

haricots verts

PROTÉINES + LÉGUMES VERTS

VOUS MAIGRISSEZ

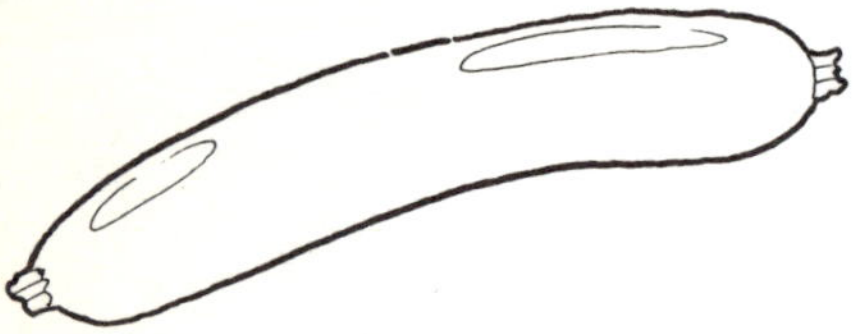

1 saucisse

+

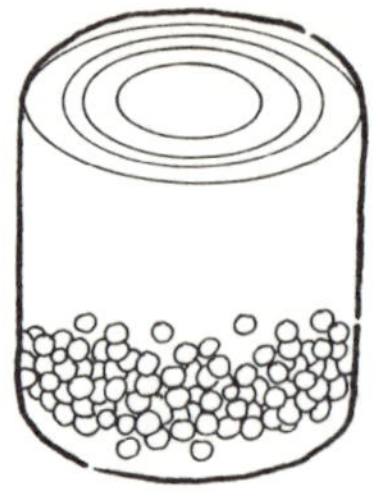

petits pois

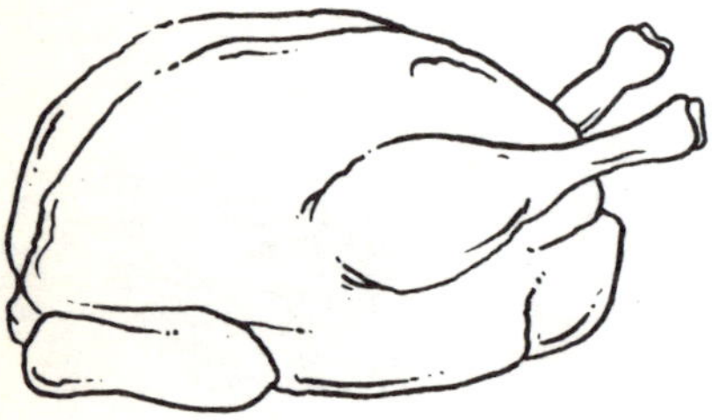

poulet

+

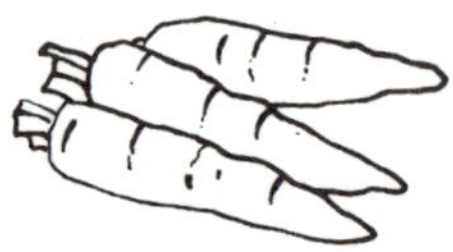

carottes

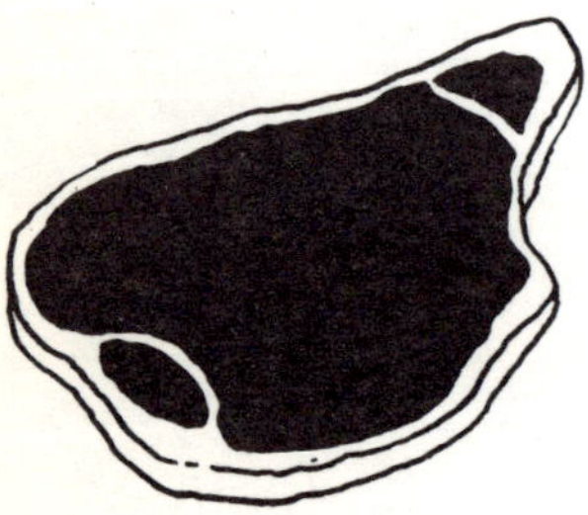

steak

+

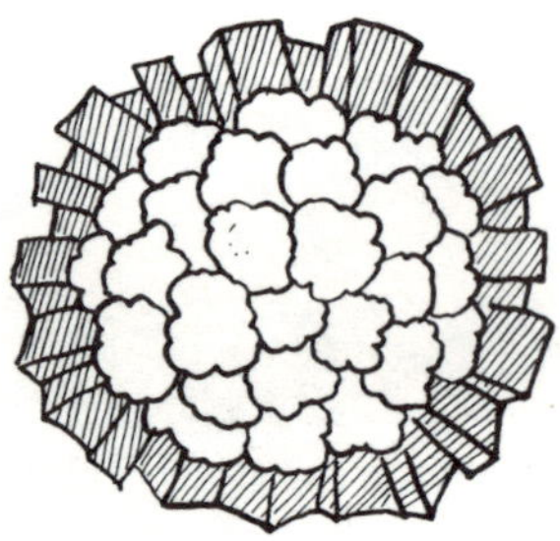

chou fleur

PROTÉINES + LÉGUMES VERTS

VOUS MAIGRISSEZ

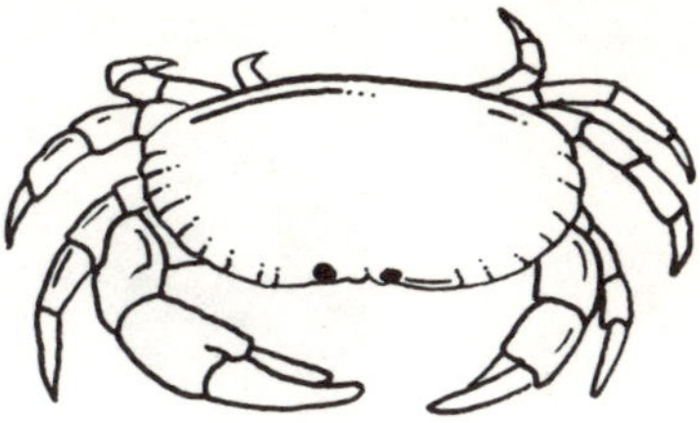

crabe

+

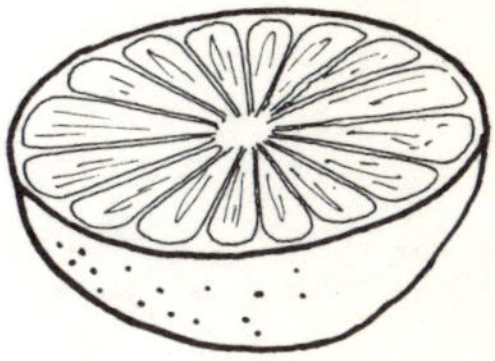

pamplemousse

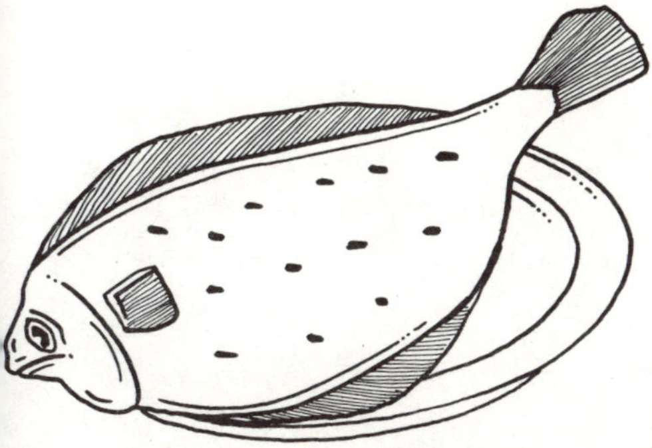

sole

+

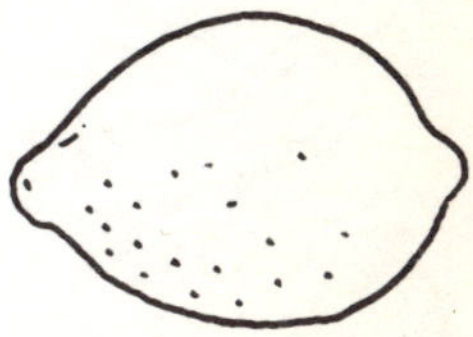

citron

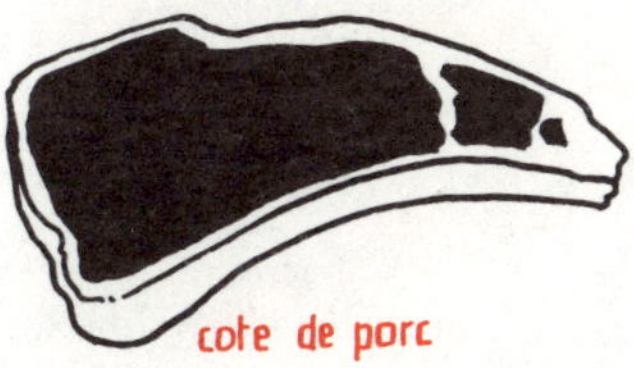

cote de porc

+

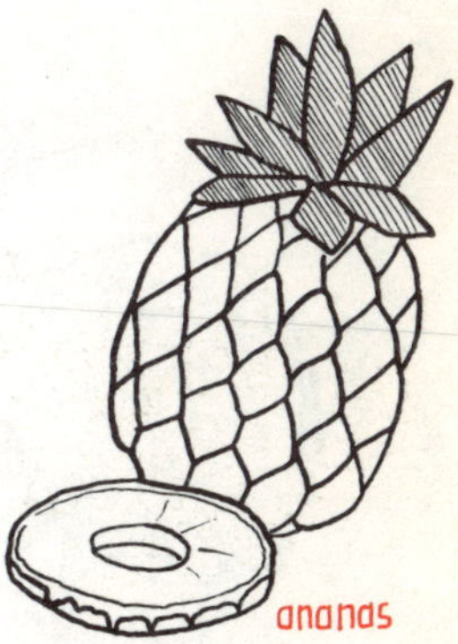

ananas

PROTÉINES + FRUITS

VOUS MAIGRISSEZ

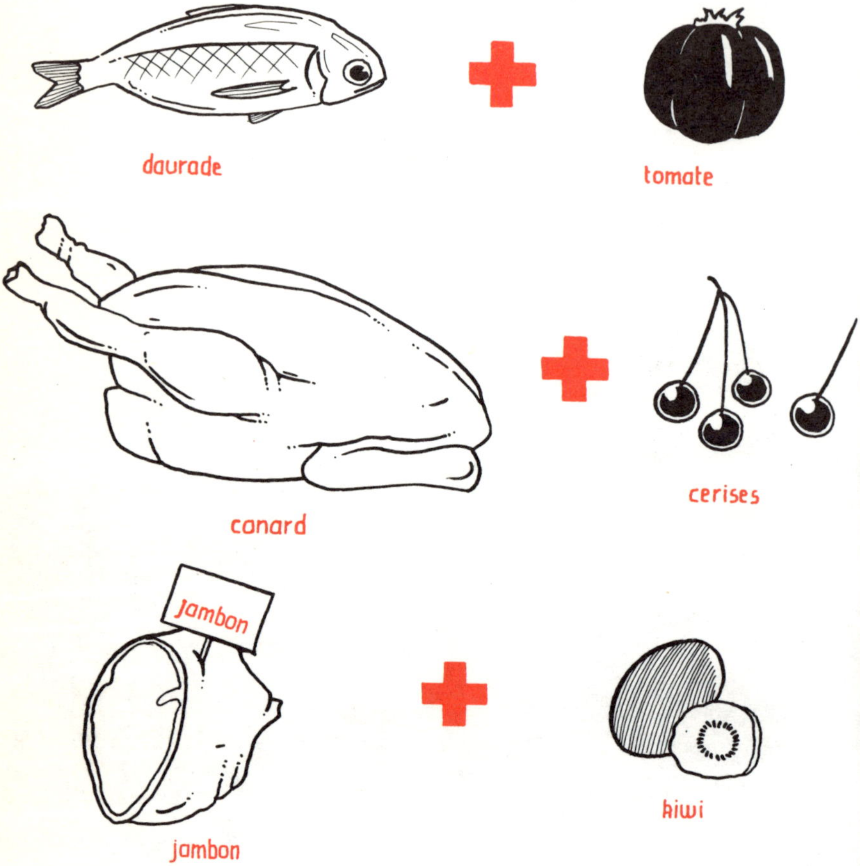

PROTÉINES + FRUITS

VOUS MAIGRISSEZ

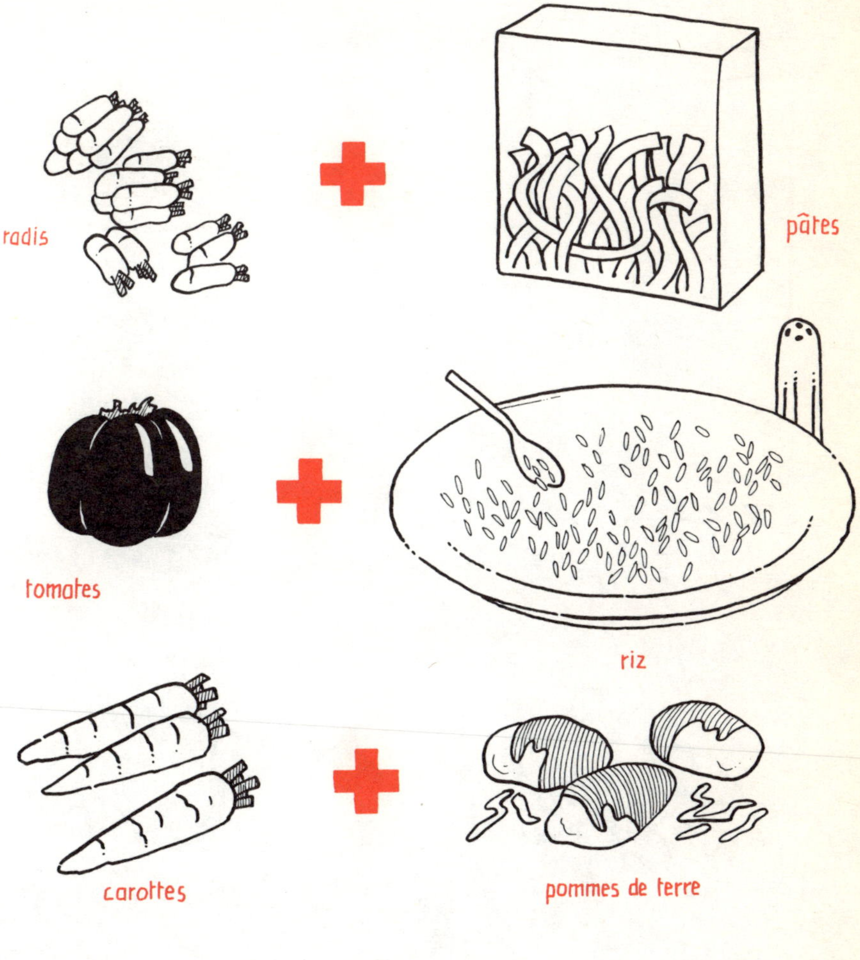

LÉGUMES VERTS + FARINEUX

VOUS MAIGRISSEZ

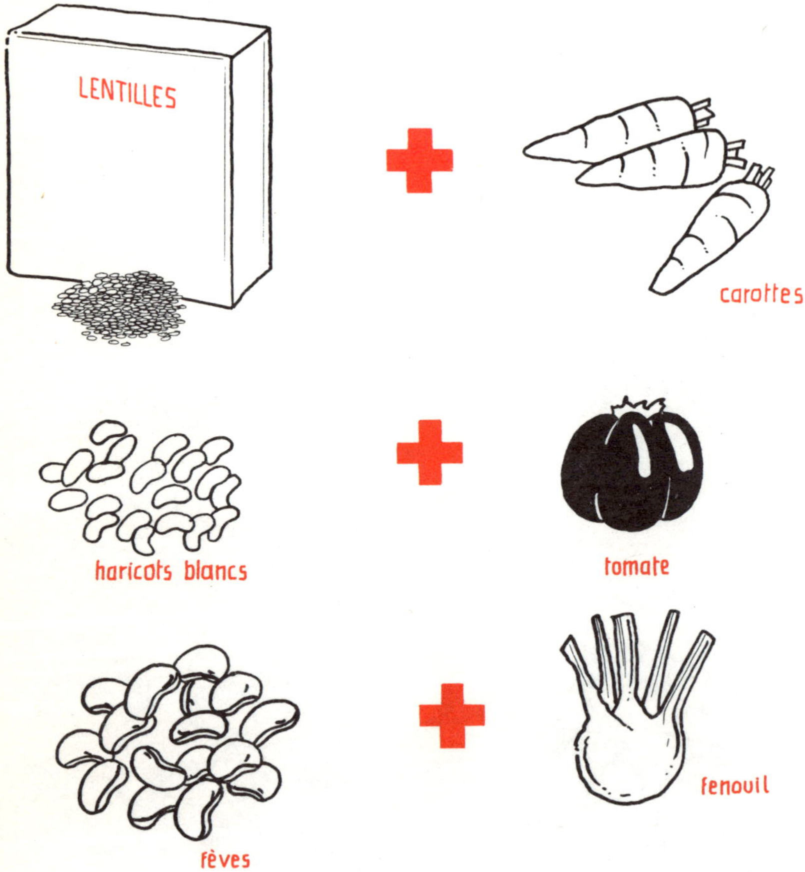

LÉGUMINEUSES + LÉGUMES VERTS

VOUS MAIGRISSEZ

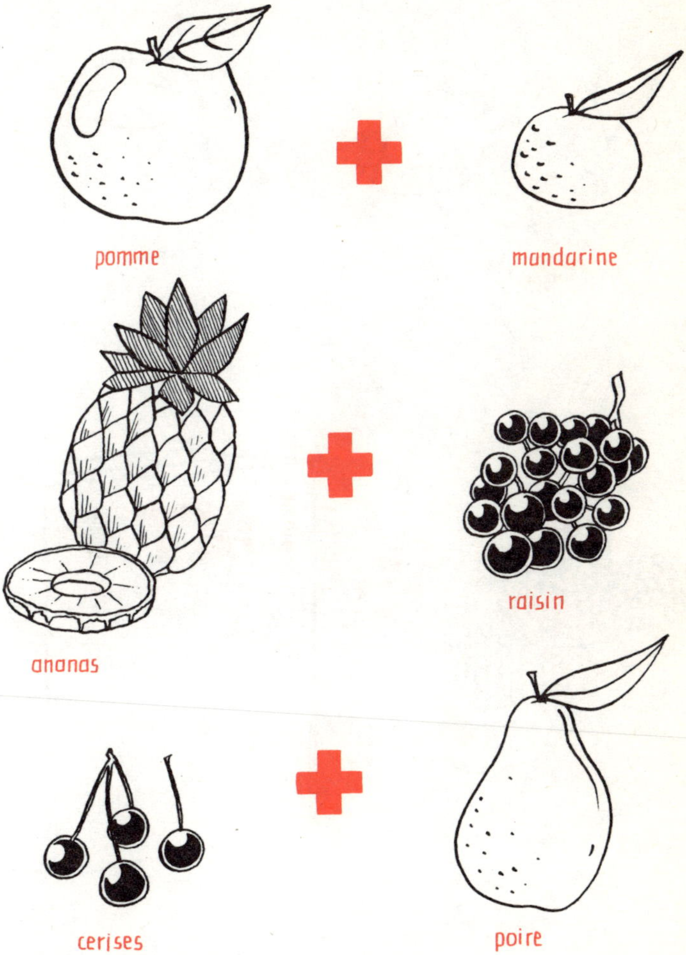

FRUITS + FRUITS

VOUS MAIGRISSEZ

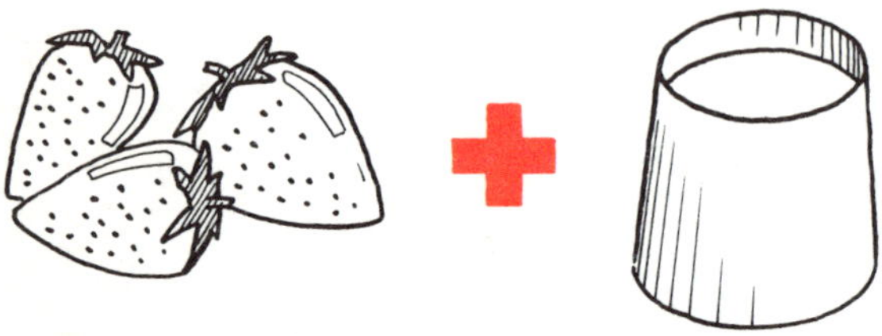

fraises yaourt

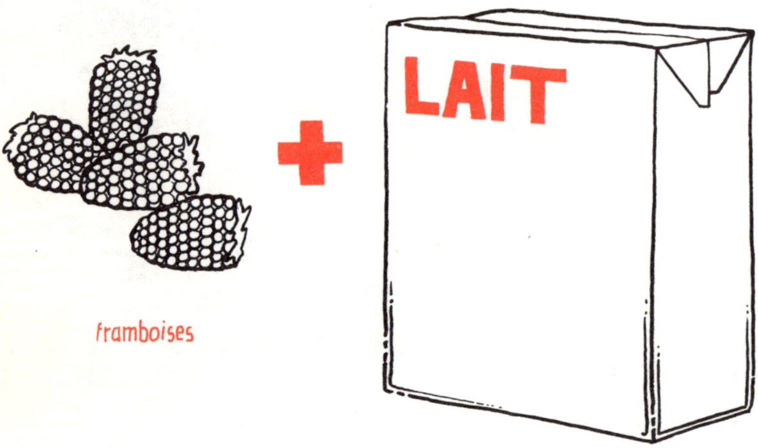

framboises

FRUITS + LAIT

VOUS MAIGRISSEZ

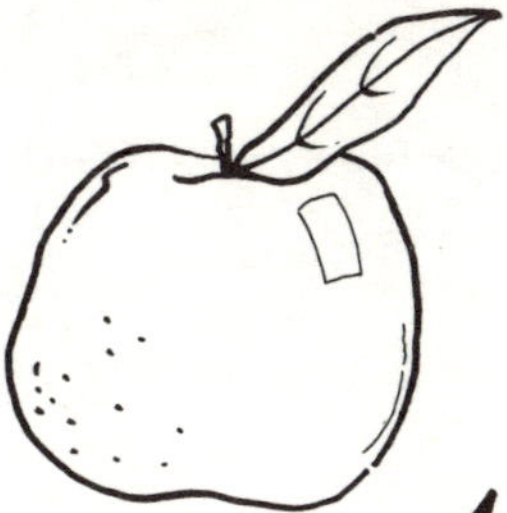

pomme

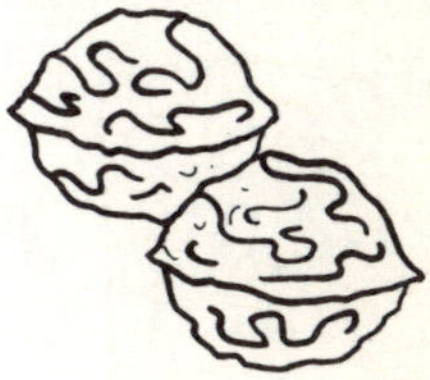

noix

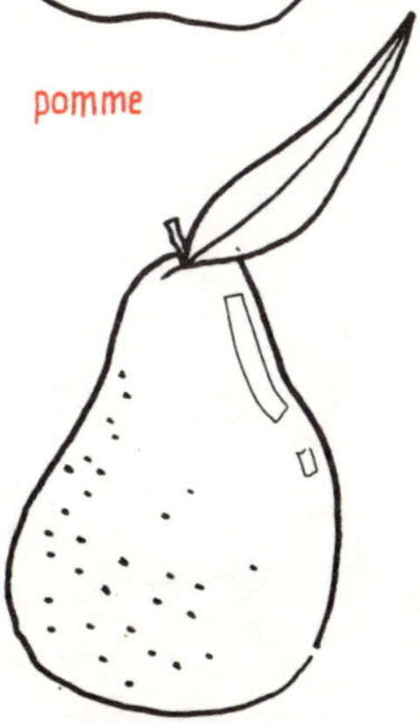

poire

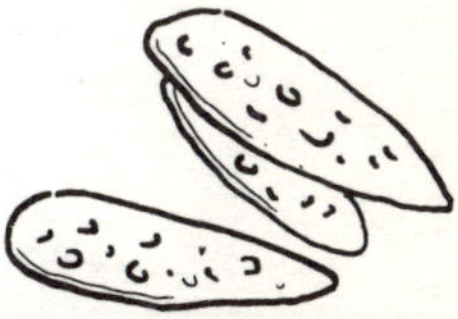

amandes

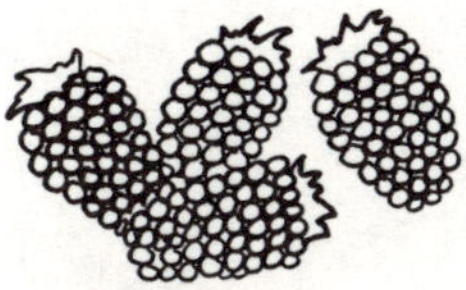

framboises

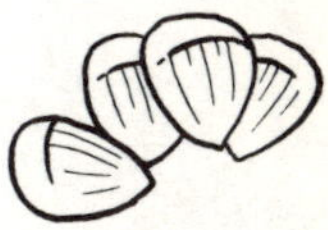

noisettes

FRUITS + OLEAGINEUX

VOUS MAIGRISSEZ

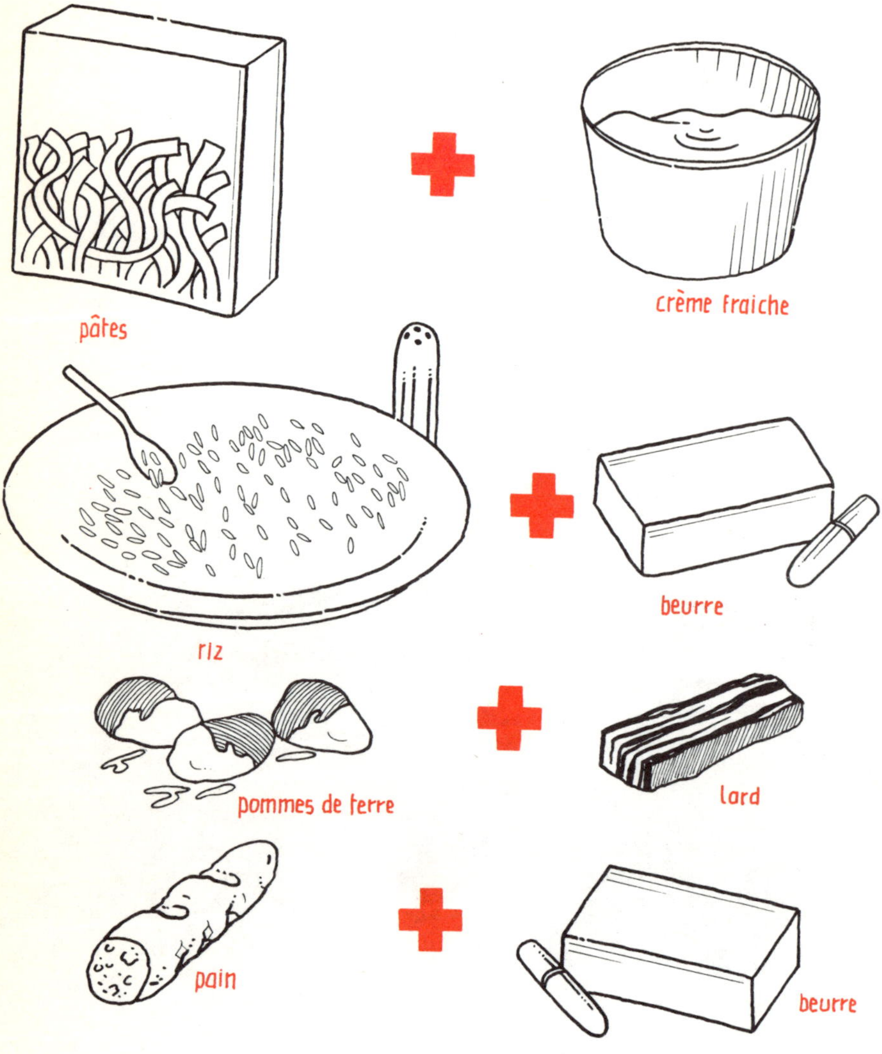

FARINEUX + GRAISSES

VOUS MAIGRISSEZ

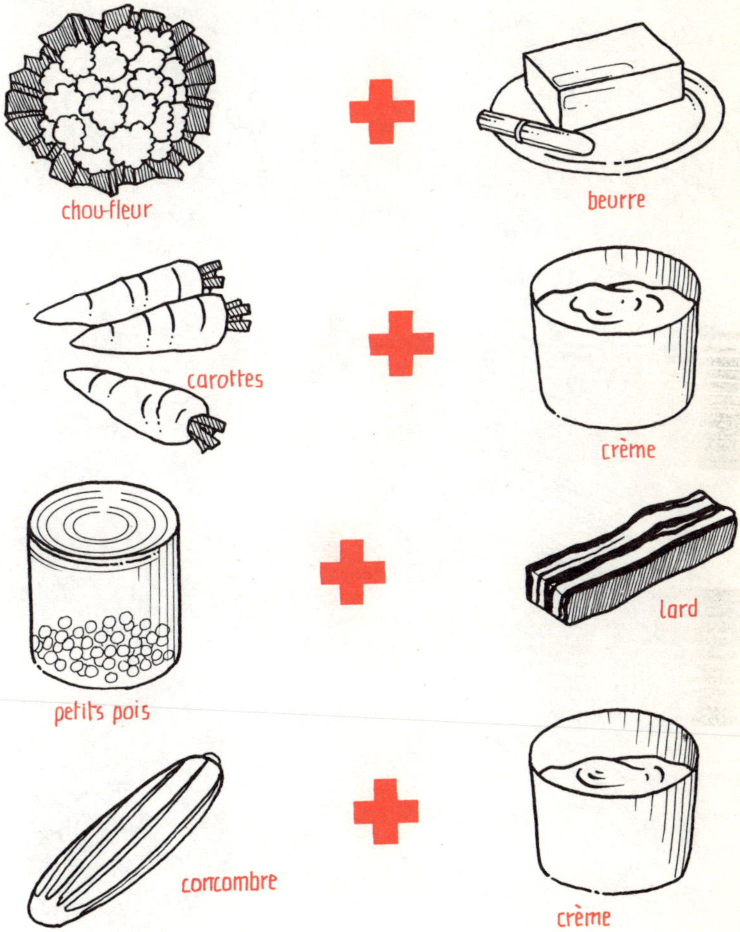

LÉGUMES VERTS + GRAISSES

VOUS MAIGRISSEZ

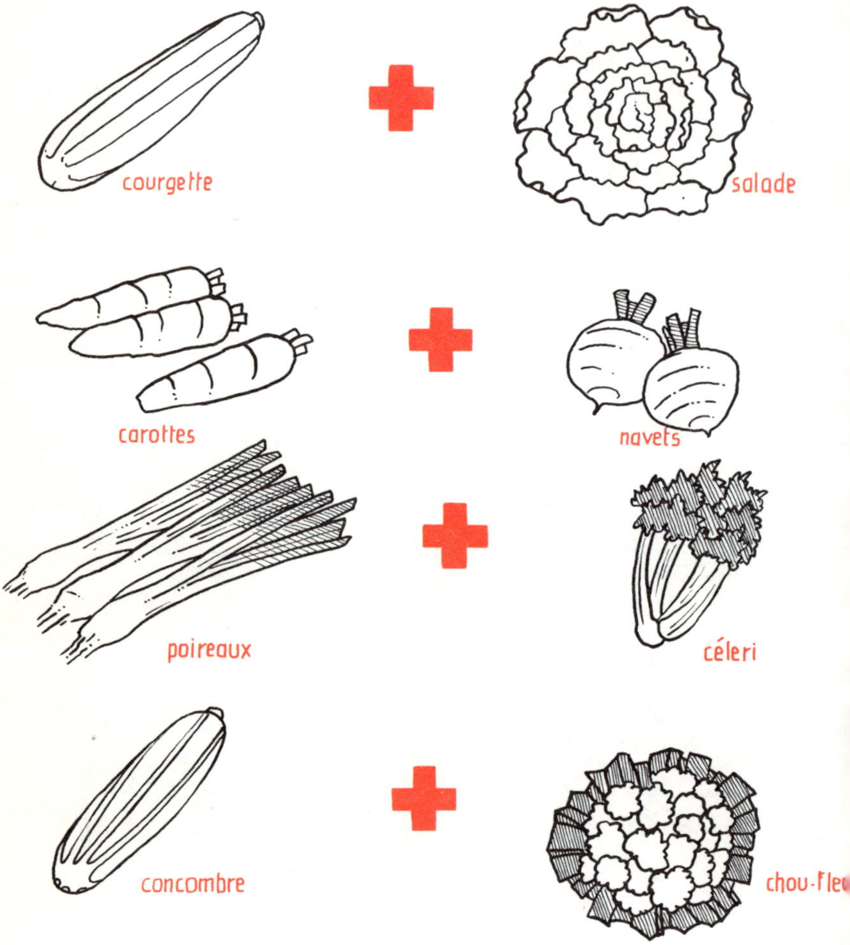

LÉGUMES VERTS + LÉGUMES VERTS

DERNIERS CONSEILS POUR UN RÉGIME DISSOCIÉ

- Règles d'or simplifiées
- Pas de suralimentation
- Beaucoup de crudités, de légumes crus et de fruits crus.
- Enfants et travailleurs physiques doivent prendre deux repas concentrés par jour :
  - — Un repas à base d'hydrates de carbone (farineux et sucres)
  - — Un repas à base de protéines (viandes, œufs, poissons)
- Les travailleurs passifs (sédentaires) doivent prendre :
  - — Un repas concentré par jour, soit à base de farineux, soit à base de protéines
  - — Un repas composé uniquement de légumes verts cuits ou crus.
- Évitez les légumineuses. Elles contiennent à la fois des protéines et des hydrates de carbone (amidon) et se digèrent difficilement.

Voici, en conclusion, ce que je vous conseille de retenir pour pouvoir suivre facilement cette méthode. Selon leur mode de digestion, on peut ranger les aliments dans trois groupes :

Premier groupe : sucres rapides, sucres lents, fruits sucrés ;

Deuxième groupe : protéines animales, fromages de moins de 55 % de M.G., fruits acides ou mi-acides et oléagineux ;

Troisième groupe : aliments neutres, légumes verts, lipides, fromages de plus de 55 % de M.G. et lard.

OUI : Premier groupe + Troisième groupe

OUI : Deuxième groupe + Troisième groupe

NON : Premier groupe + Deuxième groupe

BOISSONS

- Les boissons alcoolisées ne sont pas conseillées.

- Voici cependant quelques règles à respecter si vous ne pouvez vous en passer :
  — Les eaux-de-vie de grain comme le whisky et le genièvre se marient bien avec les protéines comme avec les farineux.
  — Le vin se marie bien avec les protéines (viandes, œufs, poissons, fromages), avec les légumes verts et avec les fruits.
  — La bière se marie bien avec les farineux (pommes de terre, pâtes, riz, céréales, plats à base de farine).

- Les boissons excitantes comme le café ou le thé ne sont pas conseillées.

- Voici cependant quelques règles à respecter si vous ne pouvez pas vous en passer.
  — Buvez votre thé léger, jamais noir.
  — Buvez votre café léger et préférez les arabicas aux robustas.
  — Dans un repas à base de protéines, vous pouvez mettre de la crème dans votre café mais pas de sucre.
  —Dans un repas à base de farineux, vous pouvez mettre de la crème et du sucre. Même règle pour le thé ou tout autre boisson.

  — Le chocolat n'est pas recommandé.

- La seule boisson indispensable est l'eau, qu'elle soit plate ou légèrement gazeuse.
- Les infusions sont conseillées.

MANGER POUR ÊTRE EN BONNE SANTÉ

LES CINQ GROUPES ALIMENTAIRES

- Il existe cinq groupes d'aliments.

- Tous ces groupes d'aliments sont importants pour l'organisme humain.

- Il faut, chaque jour, consommer des aliments de ces cinq groupes sinon l'on souffre de carences alimentaires.

1 - Lait et produits laitiers.
2 - Viandes. Poissons. Oeufs.
3 - Légumes et fruits.
4 - Pain. Céréales. Pomme de terre. Légumes secs.
5 - Matières grasses.

Quelques principes de base

- Prenez trois repas par jour minimum.
- Variez vos menus.
- Mangez chaque jour un peu de tout, en utilisant des aliments appartenant aux cinq groupes.
- Mangez des quantités raisonnables.
- Ne sautez jamais un repas.
- N'oubliez pas que l'eau est la seule boisson indispensable.

Pourquoi puiser chaque jour dans les cinq groupes ?

- Parce qu'ils se complètent.
- Parce qu'ils fournissent à eux cinq tout ce dont votre organisme a besoin :

Les aliments du premier groupe (*lait et produits laitiers*) et du deuxième groupe (*viandes, poissons, œufs*), contiennent des protéines. Les *produits laitiers* contiennent, en plus, du calcium. Ils bâtissent et entretiennent le corps humain.

Les aliments du troisième groupe (*légumes et fruits*) apportent vitamines, sels minéraux et fibres.

Les aliments du quatrième groupe (*pain, céréales, légumes secs...*) sont énergétiques et certains contiennent des fibres.

Les aliments du cinquième groupe (*matières grasses*) sont énergétiques.

GROUPE 1

LAIT ET PRODUITS LAITIERS

Il vous apportent Calcium
Protéines
Graisses
Vitamines A
Vitamines B
Zinc

Ils servent à :
la croissance et la solidité des os (calcium)
la croissance et l'entretien des tissus (protéines)
la croissance et le maintien en bon état de la peau (vit. A)
la métabolisation des glucides, lipides et protides (vit. B)

Quantités quotidiennes conseillées

Enfants, adolescents et femmes enceintes	3/4 litre lait
Adultes	1/2 litre lait

Conseils

- Les produits laitiers peuvent, pour absorber du calcium, remplacer le lait (voir le tableau des équivalences, page 100)
- Si vous n'aimez pas boire le lait, mangez-le... en flans, crèmes anglaises, îles flottantes, béchamelles, soufflés.
- Pensez au lait demi-écrémé. Il contient autant de calcium et de protéines mais moins de matières grasses.
- Ne donnez pas de lait écrémé aux enfants. Il n'a plus de vitamines A.
- Les protéines des produits laitiers peuvent remplacer les protéines animales au cours d'un repas (voir tableau des équivalences, page 103)

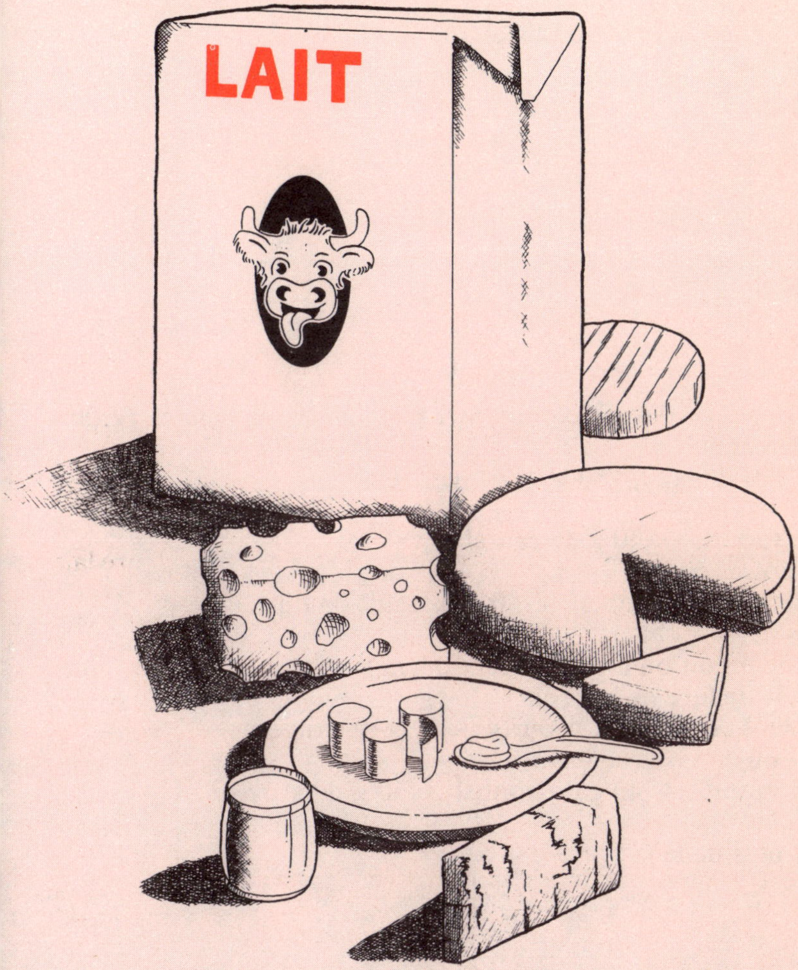
LAIT

Équivalences en calcium

Vous consommez autant de calcium en prenant :

1 bol de lait (1/4 de litre)
ou
2 yaourts
ou
10 petits suisses
ou
80 g de camembert (1/4 camembert)
ou
30 g de gruyère

Rappels

Un adulte devrait consommer par jour en moyenne 1/2 litre de lait soit :
1 bol de lait + 80 g de camembert
ou
2 yaourts + 40 g de cantal
ou
80 g de camembert + 50 g de saint-paulin

Un enfant ou un adolescent devrait consommer en moyenne 3/4 de litre de lait soit :
1 bol de lait + 2 yaourts + 30 g de gruyère
ou
2 yaourts + 40 g de bonbel + 30 g de gruyère
ou
3 bols de lait

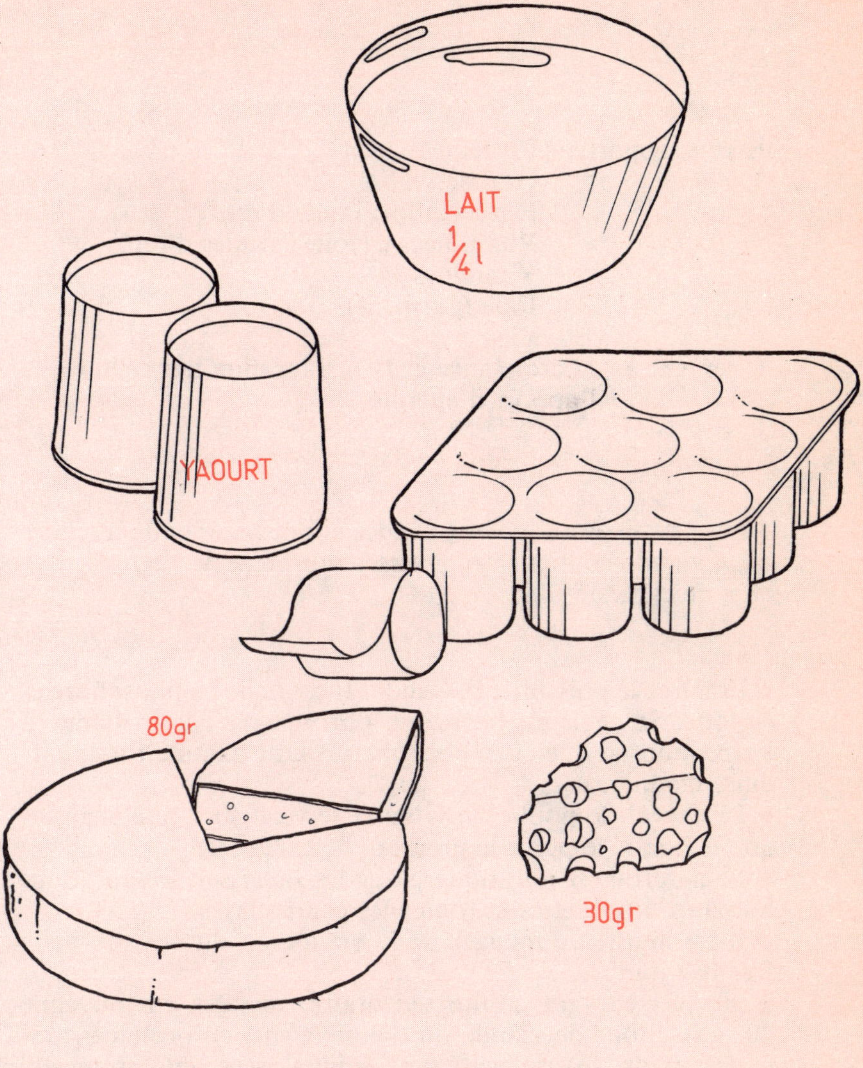
LAIT
1/4 l
YAOURT
80gr
30gr

GROUPE 2

VIANDES - POISSONS - OEUFS

Ils vous apportent Protéines
Graisses
Fer (viandes, jaune d'œuf)
Vitamines A (foies, jaunes d'œuf)
Vitamines B
Iode (poissons)
Zinc

Ils servent à la croissance et la restauration des cellules
l'apport d'énergie.

Inconvénients

- Les protéines animales (viandes et poissons) coûtent cher.
- La viande contient des graisses qui peuvent augmenter le taux de cholestérol.

Conseils

- Préférez le poisson à la viande. Il est riche en phosphore et en iode. Sa chair est beaucoup plus maigre que la viande à l'exception de quelques poissons dit gras comme thon, sardine, maquereau.
- Le cheval, le poulet, le lapin et le veau sont plus maigres que le bœuf, le porc, le mouton.
- Le mouton est plus maigre que les saucisses, le saucisson, les pâtés, les rillettes et toutes les charcuteries.
- Il est inutile de manger de la viande ou du poisson deux fois par jour.
- Si vous êtes un adulte sédentaire, mangez en moyenne 200 g par jour de viande ou d'équivalents en protéines animales (voir le tableau des équivalences en protéines, page 103)

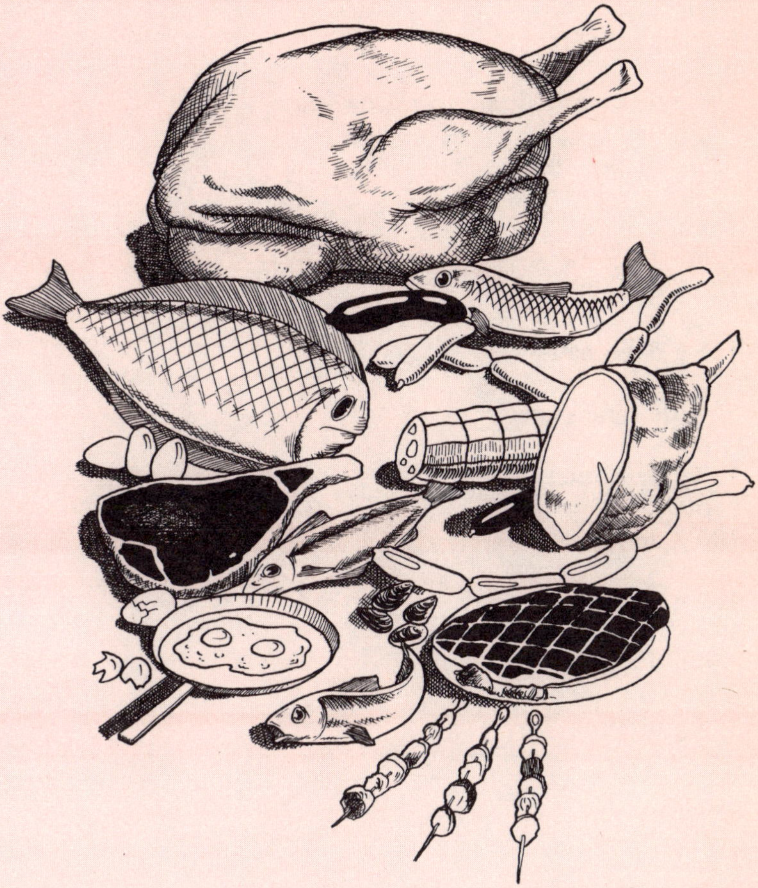

Équivalences en protéines

Vous consommez autant de protéines en mangeant :
1/2 litre de lait
ou
100 g de camembert
ou
60 g de gruyère
ou
100 g de viande de bœuf ou de veau
ou
125 g de poisson
ou
2 œufs
ou
100 g de jambon
ou
125 g d'agneau
ou
80 g de saucisson
ou
100 g de poulet
ou
100 g de lapin
ou
100 g de foie
ou
174 g d'huîtres
ou
135 g de porc

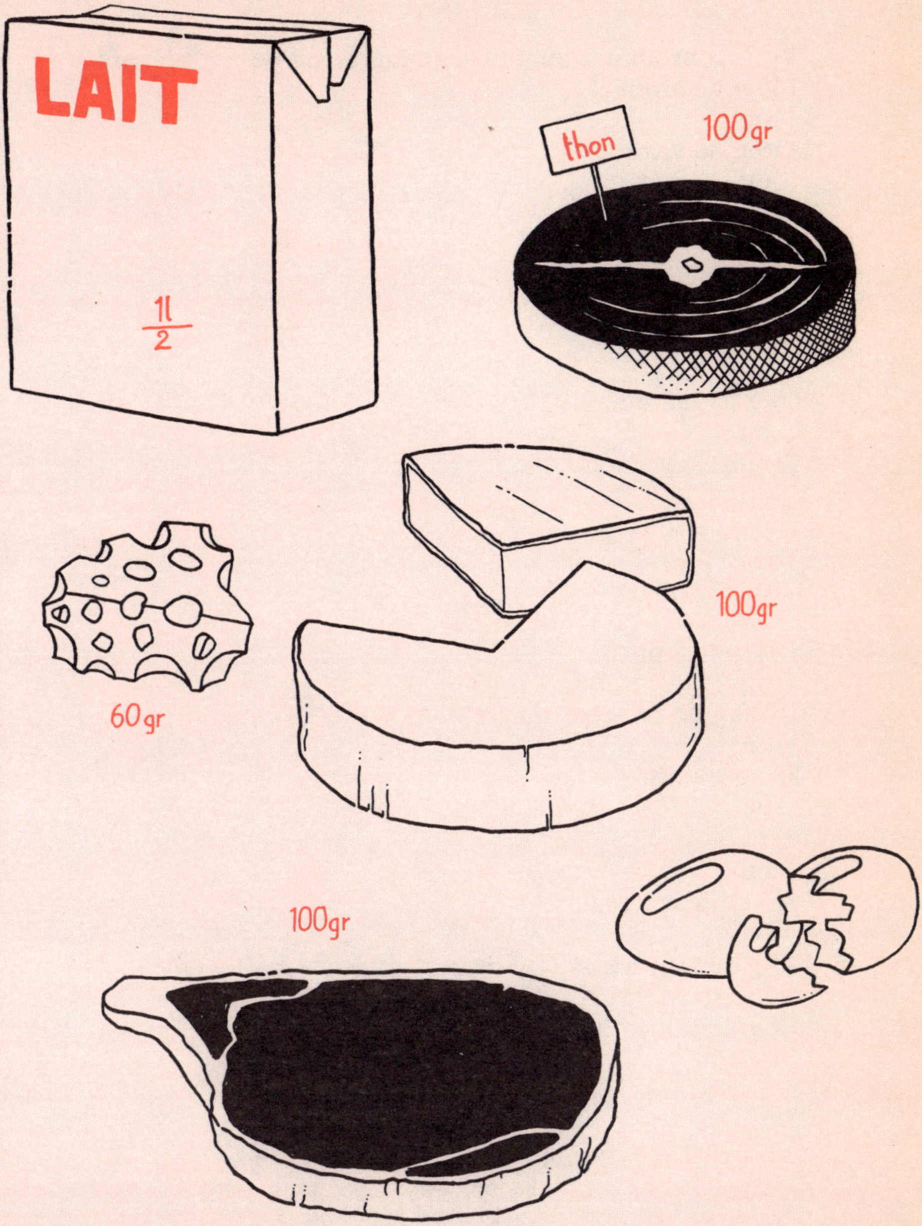
LAIT
1l
2
thon
100gr
100gr
60gr
100gr

Équivalences en graisses

Vous consommez autant de matières grasses en prenant :
100 g de bœuf
ou
110 g de veau
ou
480 g de cheval
ou
50 g d'agneau
ou
40 g de porc
ou
60 g de jambon
ou
24 g de saucisson
ou
240 g de foie
ou
170 g de poulet
ou
170 g de lapin
ou
1 200 g de poisson maigre
ou
800 g d'huîtres
ou
4 œufs
ou
1/3 de litre de lait
ou
40 g de gruyère
ou
50 g de camembert

CALORIES ET TENEURS EN PROTÉINES ET GRAISSES DES VIANDES, POISSONS, OEUFS ET PRODUITS LAITIERS

Dans 100 g d'aliments pesés crus sans déchets	**Protéines**	**Graisses**	**Calories**
Bœuf	20	12	190
Veau	20	11	180
Cheval	21,5	2,5	110
Agneau	16	24	280
Porc	15	30	330
Jambon cuit	20	20	264
Pâté	15	42	455
Saucisson	25	50	560
Foie	19	5	130
Cervelle	10	9	120
Poulet	21	7	147
Canard	16	30	334
Merlan	16	1	73
Thon	20	12	185
1 œuf (50 g)	6,5	6	76
Lait entier	3,5	4	70
1 yaourt entier (125 g)	5	3	80
1 yaourt maigre	4	-	50
Fromage blanc 40 % de M.G.	7	12	150
1 petit suisse 40 % (30 g)	3	3	43
Camembert	20	24	305
Gruyère	30	30	390

GROUPE 3

FRUITS ET LÉGUMES

Ils apportent	Fibres Vitamine C Carotène (provitamine A) Acide folique Sels minéraux Sucres (fruits)
Ils servent à	accélérer le transit intestinal, prévenir la constipation, renforcer les défenses infectieuses, permettre le bon fonctionnement, cellulaire.

Remarques et conseils

- Les légumes contiennent peu de calories (surtout les légumes verts à feuilles) et aucune matière grasse.
- Les fruits sont indispensables car ils contiennent des fibres mais surtout beaucoup de vitamines.
- Attention certains fruits contiennent du sucre et font grossir : le raisin, le kaki, la figue, le litchie, la banane, l'abricot, ensuite viennent la pomme, la poire et certaines cerises.
- Mangez de préférence les légumes et les fruits crus car certaines vitamines sont détruites en partie à la cuisson.
- Si vous les faites cuire, respectez ces quelques conseils : épluchez-les superficiellement et lavez-les à grande eau sans les laisser tremper. Cuisez-les à la vapeur ou dans très peu d'eau bouillante. Utilisez, pour la cuisson, des ustensiles en inox.

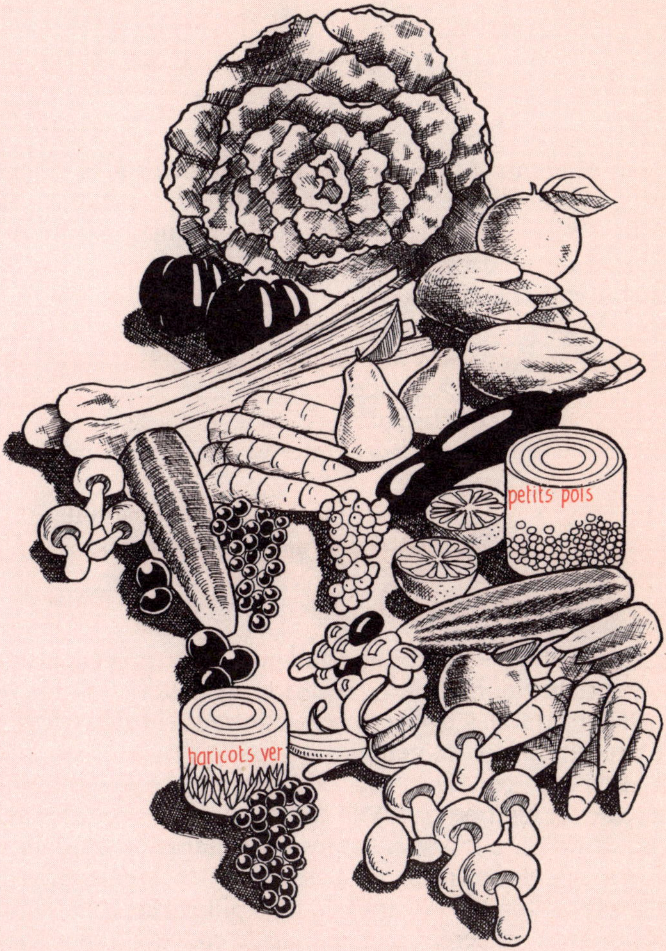
petits pois
haricots ver

GROUPE 4

PAIN - CÉRÉALES - POMMES DE TERRE - LÉGUMES SECS

Les aliments de ce groupe appartiennent à la catégorie des *glucides* (appelés aussi hydrates de carbone) parce qu'ils contiennent un pourcentage beaucoup plus élevé d'*amidon* que de *protéines*.

Ils contiennent Amidon
Protéines végétales
Sels minéraux
Vitamines
Fibres

Ils servent à la construction et la restauration des cellules.
l'amélioration du transit intestinal.
l'apport d'énergie et de calories.

Remarques et conseils

- Les protéines végétales peuvent être aussi efficaces que les protéines animales à condition de savoir les manger.
- Sachez que les légumes secs contiennent deux fois plus de protéines que les céréales.
- Mais les protéines de ces deux groupes d'aliments (céréales et légumes secs) ne contiennent pas tous les acides aminés de base indispensables à l'organisme humain.
- Il s'agit donc, pour ne pas avoir de carence grave, de rassembler les acides aminés éparpillés dans les légumes secs et dans les céréales, ceci dans le cadre d'une alimentation végétarienne.
- Pour cela, il suffit de consommer ensemble des céréales et des légumes secs. Exemple : couscous et pois chiches.
- Les farines complètes, le riz complet, le pain complet, apportent plus de sels minéraux à l'organisme mais leur absorption est moins bonne.

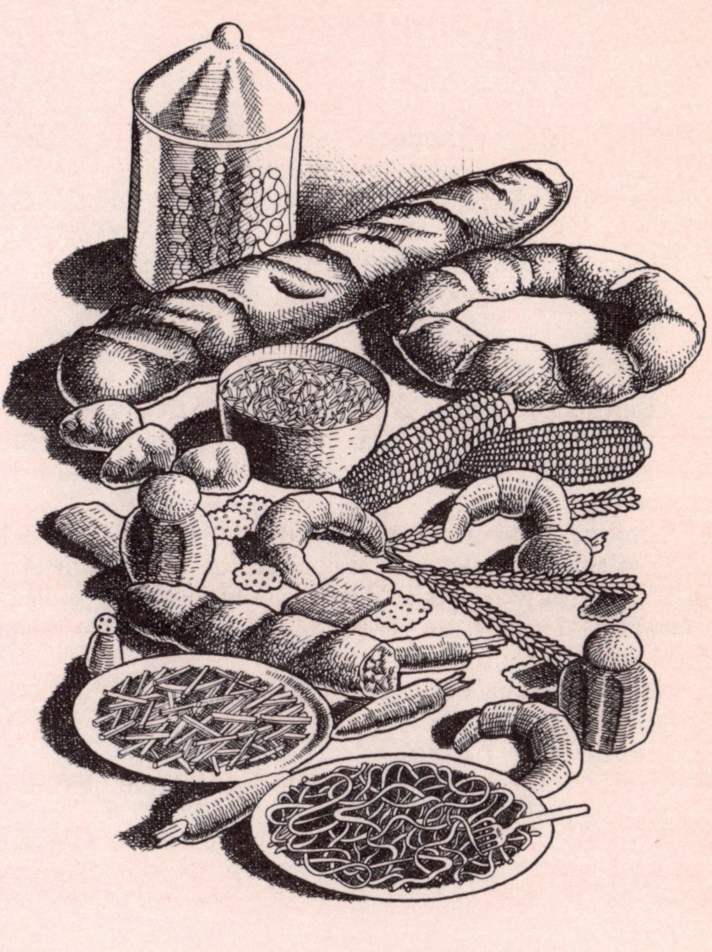

GROUPE 5

MATIÈRES GRASSES

Elles apportent Vitamines A, D, E, K.
Acides gras essentiels.
Elles servent à éliminer le cholestérol grâce aux acides gras insaturés.
de réserves d'énergies.
d'apport en vitamines.

Conseils

- Supprimez les acides gras saturés qui se trouvent dans le beurre, le saindoux, les graisses animales cachées contenues dans le mouton, le porc, le bœuf gras, les charcuteries.
- Diminuez le beurre qui donne du cholestérol mais ne le supprimez pas totalement. Il contient de la vitamine A.
- Utilisez toujours des acides gras poly-insaturés (huile de tournesol, de maïs, de germe de blé, de pépin de raisin, margarine au tournesol).
- Ne laissez jamais fumer un corps gras.
- Ne faites pas brunir le beurre dans une poêle.
- Supprimez les fritures.
- Utilisez toujours de l'huile marquée « pour friture et assaisonnement ».

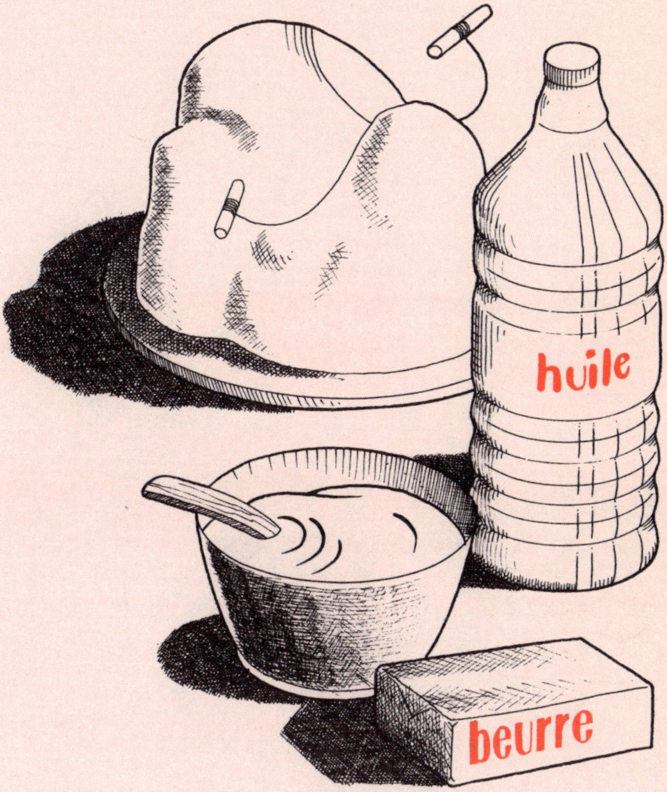
huile
beurre

NOMBRE DE CALORIES CONTENUES DANS LES PRODUITS LAITIERS

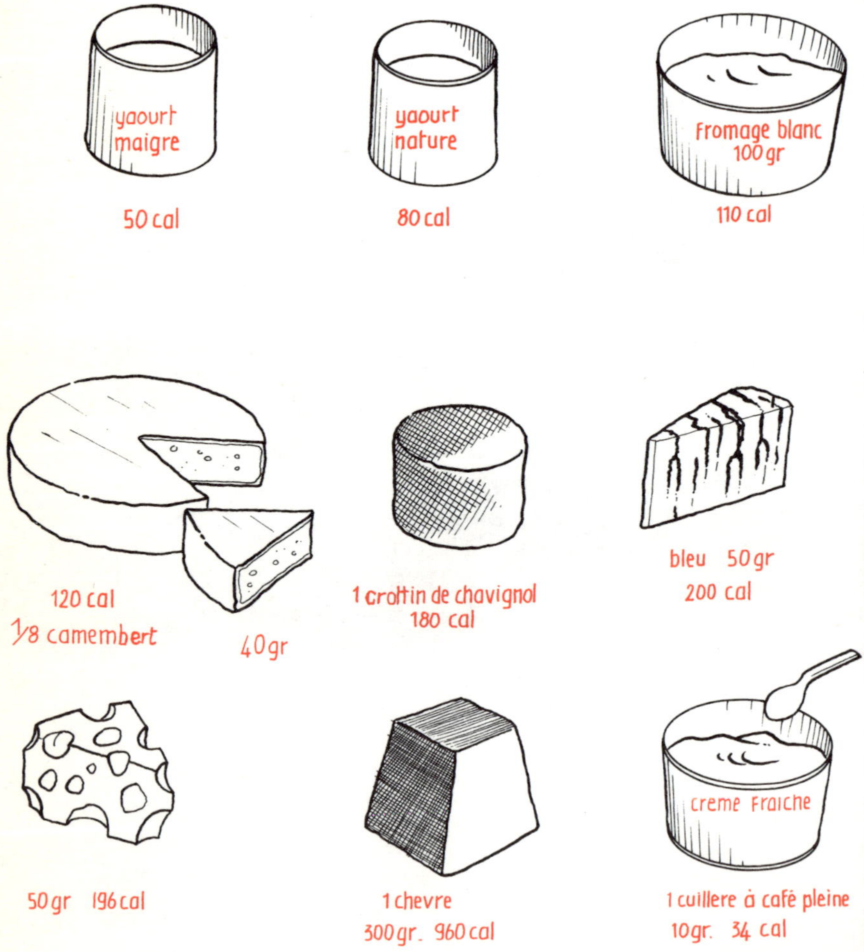
yaourt maigre
50 cal
yaourt nature
80 cal
Fromage blanc 100 gr
110 cal
120 cal
1/8 camembert
40 gr
1 crottin de chavignol
180 cal
bleu 50 gr
200 cal
50 gr 196 cal
1 chevre
300 gr. 960 cal
creme fraiche
1 cuillere à café pleine
10 gr. 34 cal

NOMBRE DE CALORIES CONTENUES DANS LES VIANDES, POISSONS, OEUFS

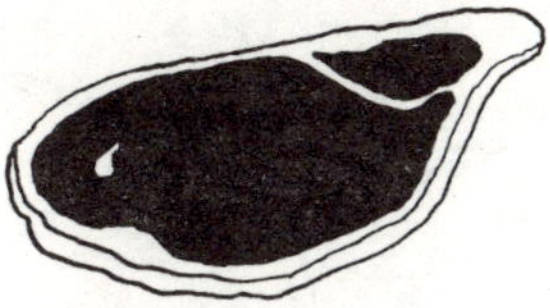

1 steak
150 gr 285 cal

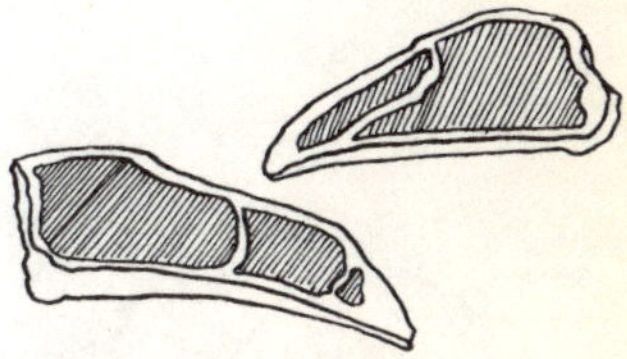

2 petites côtes d'agneau
100 gr 280 cal

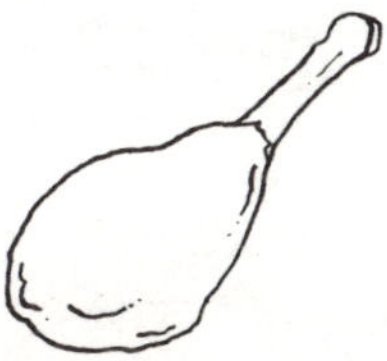

pilon poulet
100 gr 147 cal

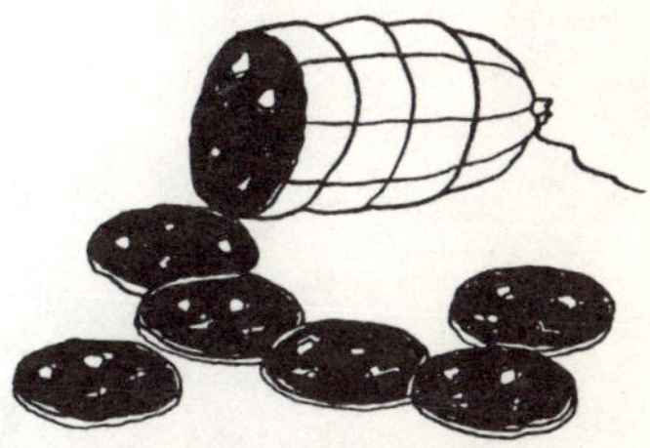

6 tranches saucisson
50 gr 280 cal

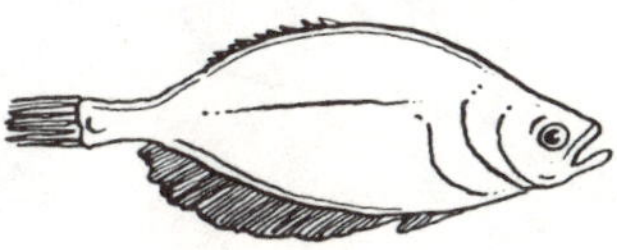

1 limande
100 gr 73 cal

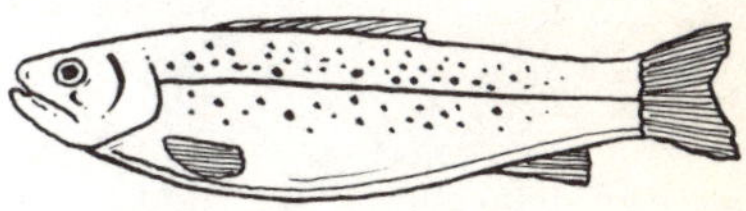

truite
300 gr 188 cal

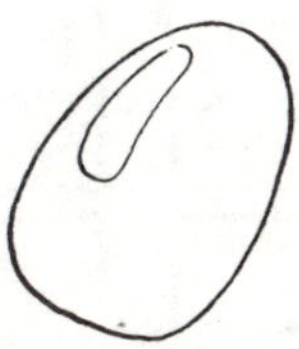

oeuf
50 gr 76 cal

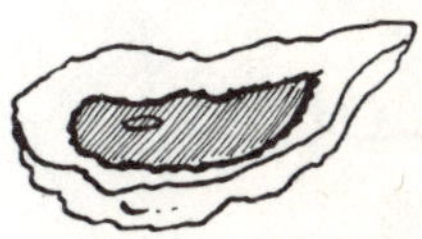

huitre n° 3
10 gr 8 cal

NOMBRE DE CALORIES CONTENUES DANS LES FARINEUX

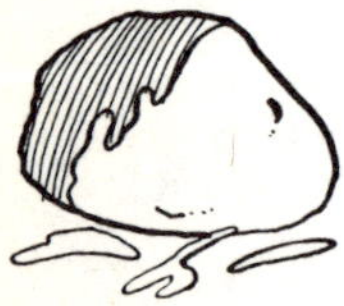

1 pomme de terre nature
100 gr 84 cal

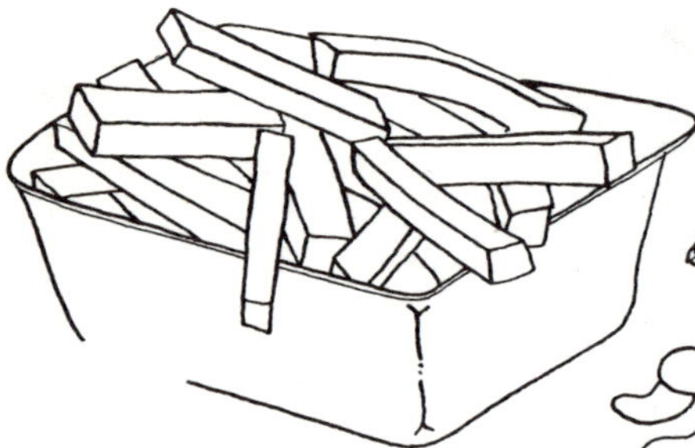

1 pomme de terre
100 gr 399 cal

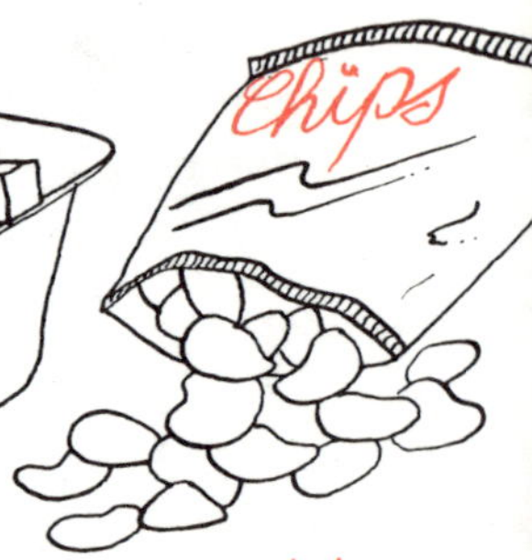

1 pomme de terre
100 gr 557 cal

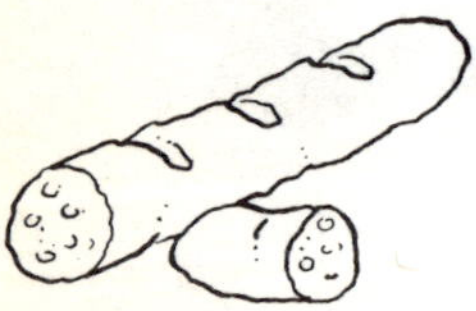

¼ de baguette
62 gr 160 cal

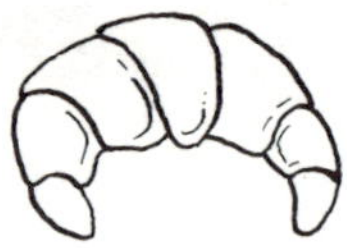

1 croissant
50 gr 125 cal

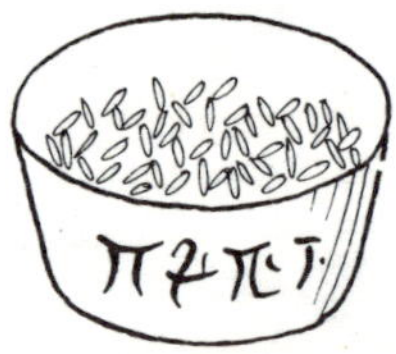

1 bol de riz cuit
140 gr 161 cal

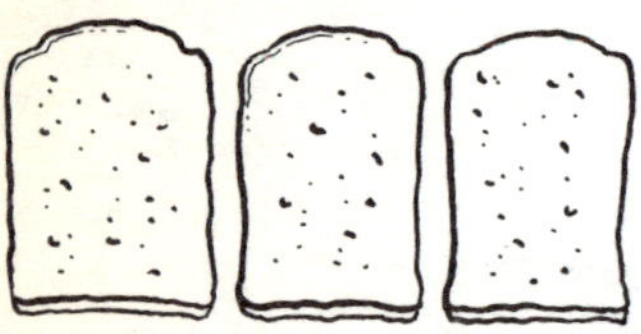

3 biscottes
30 gr 114 cal

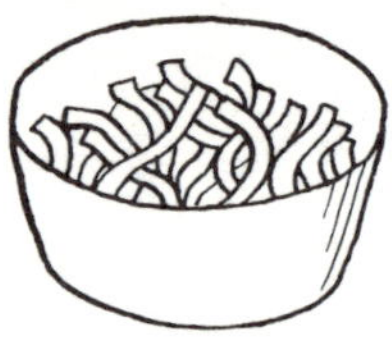

1 bol de pâtes
120 gr 120 cal

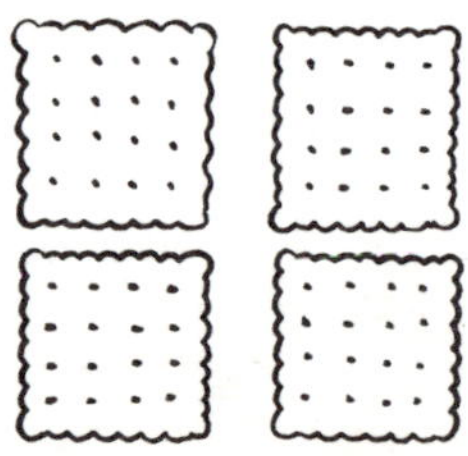

4 petits beurres
30 gr 126 cal

NOMBRE DE CALORIES CONTENUES DANS LES MATIÈRES GRASSES

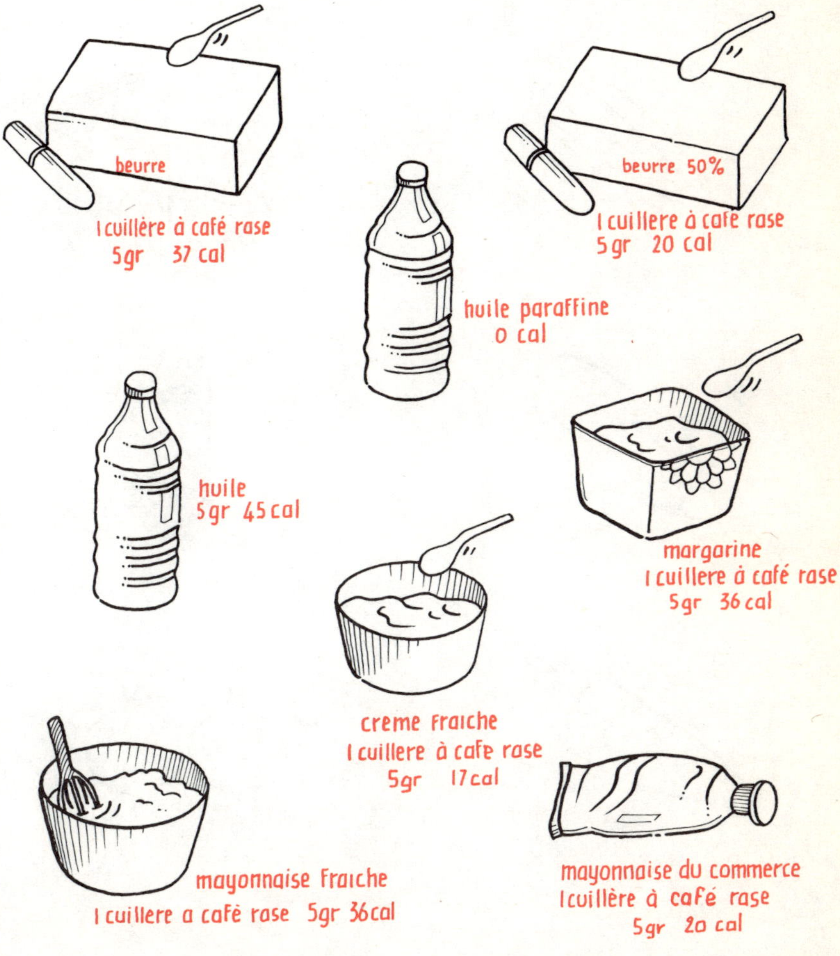

NOMBRE DE CALORIES CONTENUES DANS LES LÉGUMES CUITS

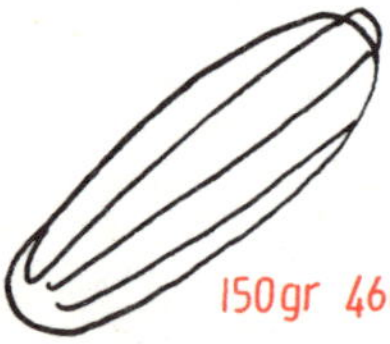

150gr 46cal

1 courgette

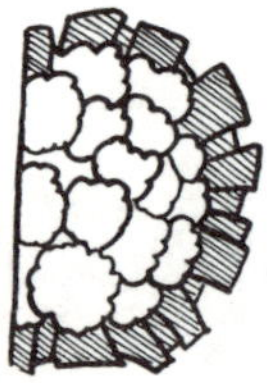

300gr 93 cal

½ chou-fleur

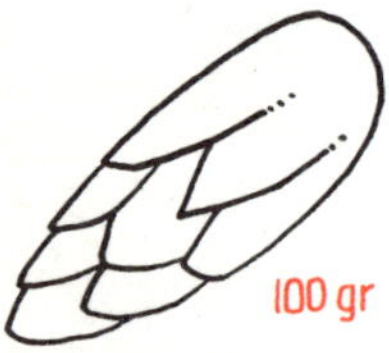

100 gr 31 cal

1 endive

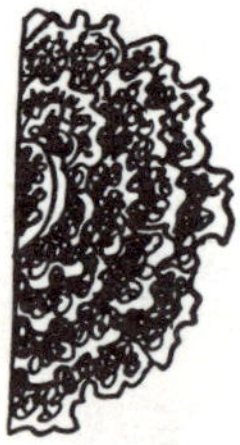

300 gr 93 cal

½ chou

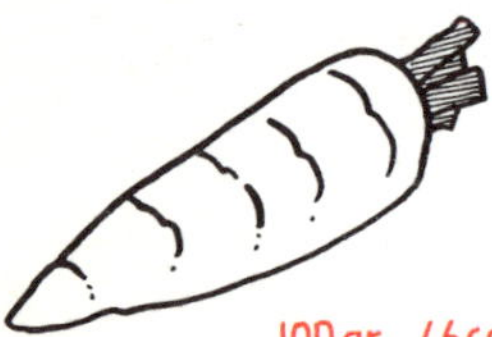

100gr 46cal

1 carotte

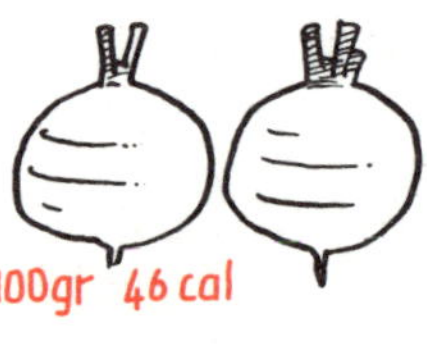

100gr 46 cal

2 navets

NOMBRE DE CALORIES CONTENUES DANS LES LÉGUMES CRUS

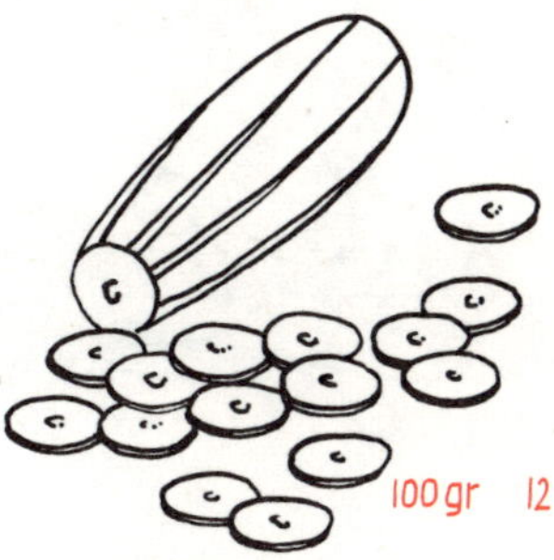

100gr 12 cal

concombre

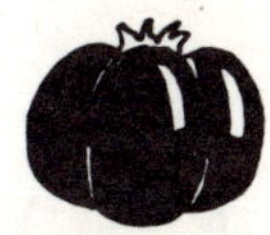

100gr 20 cal

1 tomate

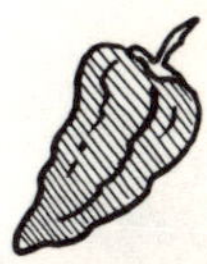

100gr 20 cal

1 poivron

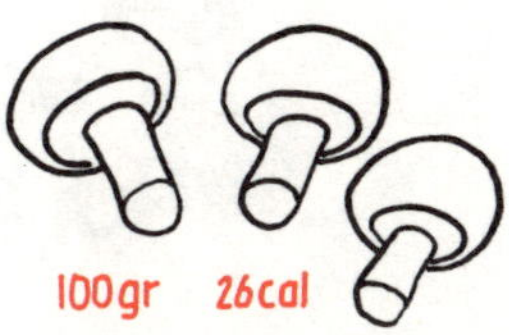

100gr 26cal

champignons

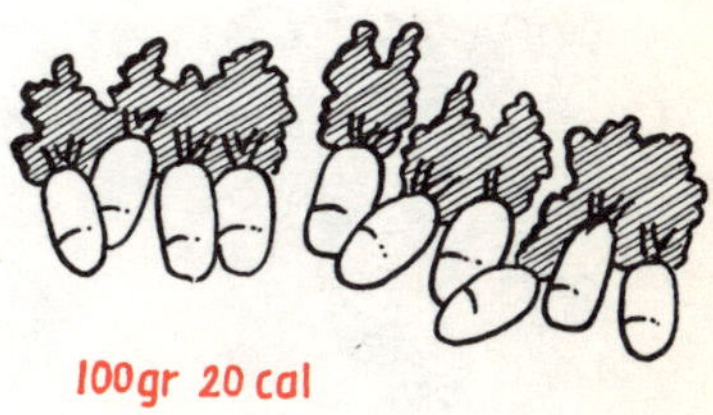

100gr 20 cal

radis

NOMBRE DE CALORIES CONTENUES DANS LES FRUITS

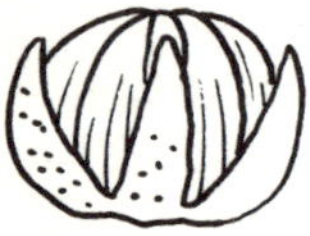

70gr 34cal

1 mandarine

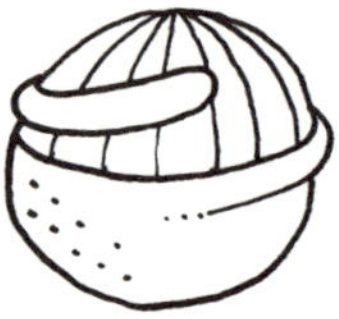

130gr 65 cal

1 orange

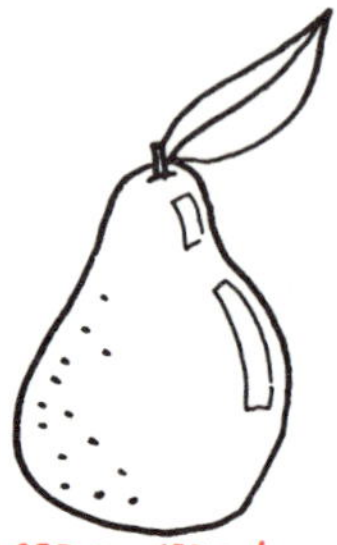

250 gr 170 cal

1 poire

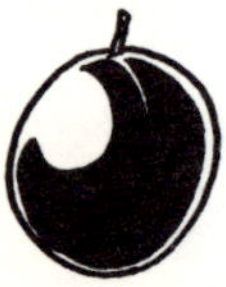

50gr 34 cal

1 prune

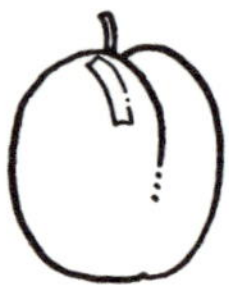

50gr 34cal

1 abricot

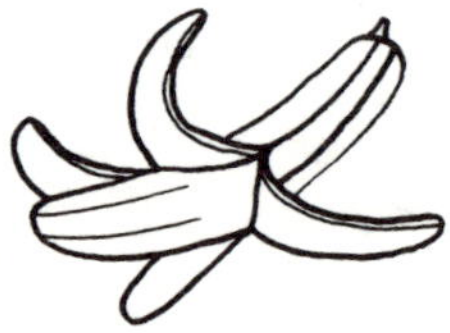

80gr 72 cal

1 banane

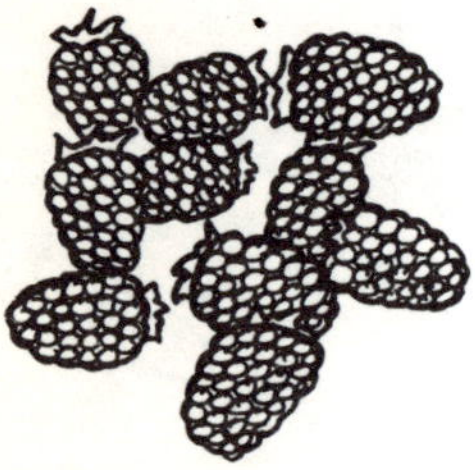

100gr 49cal

framboises

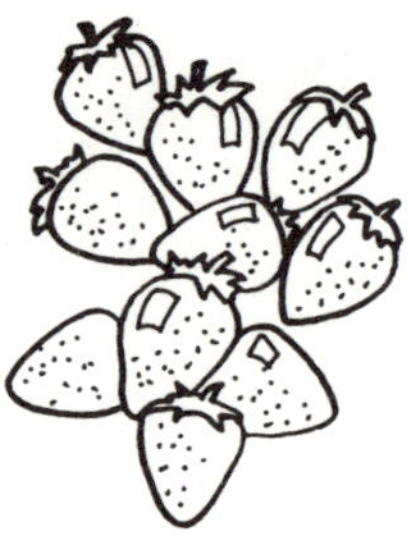

100gr 49 cal

Fraises

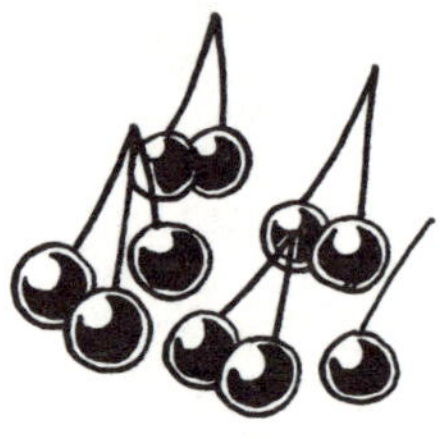

100gr 68 cal

cerises

EXPLICATION DE QUELQUES MOTS SPÉCIALISÉS

ACIDES AMINÉS :
Ce sont de petites molécules qui entrent dans la composition des protéines.

ACIDES AMINÉS ESSENTIELS :
Il existe huit acides aminés que notre corps ne fabrique pas mais dont il a besoin. Ces acides sont dits essentiels car sans eux l'organisme ne peut survivre. Il faut donc les absorber avec l'alimentation quotidienne.

AMIDON :
C'est une molécule géante composée de petites molécules de sucre accrochées les unes aux autres. Autrement dit ce sont des sucres complexes, qui appartiennent à la catégorie des glucides.

CALORIES :
Énergie fournie par la combustion des aliments.

FIBRES ALIMENTAIRES :
Malgré leur nom, les fibres alimentaires n'ont aucun point commun avec les fibres des asperges par exemple. On ne peut les voir à l'œil nu. En réalité, ce sont de longues molécules chimiques qui entrent dans la composition des végétaux. Notre organisme ne peut les digérer. Elles transitent donc par l'intestin grêle sans être assimilées, passent directement dans le gros intestin avant d'être rejetées. Mais leur seule présence améliore le transit intestinal et facilite les mécanismes de la digestion.

GLUCIDES :

Ils sont aussi appelés hydrates de carbone. Ils comprennent des sucres simples et des sucres complexes comme l'amidon. Ils fournissent l'énergie nécessaire à l'organisme.

GRAISSES SATURÉES, POLY-INSATURÉES, INSATURÉES :

Les graisses sont constituées en grande partie d'acides gras, molécules qui diffèrent entre elles par la position et le nombre de liaisons doubles, définissant ainsi des acides gras saturés, poly-insaturés, insaturés, etc.

LIPIDES :

Matières grasses contenues dans les huiles, les graisses végétales ou animales, le beurre, saindoux, etc.

MÉTABOLISME :

Transformation subie par une substance dans l'organisme en but de son assimilation.

MÉTABOLISER :

Transformer une substance ou un aliment pour le rendre absorbable et utilisable par l'organisme.

PROTIDES :

Voir protéines.

VITAMINES :

Ce sont des molécules essentielles à la vie des cellules, non fabriquées par l'organisme et apportées par l'alimentation.

A QUOI SERVENT LES SELS MINÉRAUX ?

CALCIUM :

- Indispensable dans la formation des os et des dents.
- Facilite la coagulation du sang.
- Régule l'excitabilité neuro-musculaire, le rythme cardiaque et le tonus musculaire.

MAGNÉSIUM :

- Joue un rôle dans le métabolisme musculaire et dans la transmission de l'influx nerveux.

FER :

- Élément essentiel des globules rouges qui transportent l'oxygène du sang.

MANGANÈSE :

- Joue un rôle important dans la croissance.
- Joue un rôle dans la reproduction.
- Joue un rôle dans l'équilibre nerveux.

CUIVRE :

- Joue un rôle dans l'équilibre nerveux.
- Joue un rôle dans la croissance.
- Renforce les défenses immunitaires.
- Participe à la formation de l'hémoglobine.

PHOSPHORE :

- Constituant important du tissu nerveux, du tissu osseux, et de la moelle osseuse.

ZINC :

- Indispensable à la croissance des cellules.
- Renforce les défenses immunitaires.

A QUOI SERVENT LES VITAMINES ?

Il existe deux sortes de vitamines :
Les vitamines solubles dans l'huile : A, D, E, F.
Les vitamines solubles dans l'eau : B, C, K, PP, H.

VITAMINES A :

C'est une dérivée du carotène. On la trouve dans les huiles et surtout les huiles de foies, de viandes et de poissons, les foies eux-mêmes, le beurre, le jaune d'œuf, les légumes verts et les fruits.

- Attention, elle est détruite en partie par la chaleur et la cuisson.
- Elle joue un rôle important dans la croissance de l'enfant.
- Elle possède des pouvoirs anti-fatigue et anti-infectieux.
- Elle améliore la vision dans l'obscurité.
- Elle rend la peau souple et ferme et la maintient en bon état.
- Elle est efficace en cas de points noirs, et d'acné.
- Elle est excellente contre les rides.
- Elle améliore la santé des cheveux et régularise la séborrhée du cuir chevelu.
- Elle améliore la qualité du sommeil.

VITAMINES B :

Ce groupe comprend les vitamines B1, B2, B6, B12, PP. On les trouve dans le lait, la viande, la cervelle, les œufs, les germes de céréales, les fruits et légumes verts, la levure de bière.

- Elles permettent l'assimilation des glucides, des lipides et des protides.
- Elles participent au bon équilibre nerveux.

Elles sont efficaces contre les petits ennuis quotidien : ongles cassants, crampes, rhume des foins, allergies, migraines, chute de cheveux, eczéma, zona, sciatique, inflammation intestinale.

Elles améliorent la vision en semi-obscurité.
Elles augmentent la résistance au froid.

VITAMINE C :

On la trouve surtout dans les agrumes : orange, citron, pamplemousse, mandarine…

- Elle aide à lutter contre la fatigue et l'infection.
- Elle est utile pour les os, les cartilages, et l'ivoire des dents.
- Elle facilite l'absorption du fer.
- Elle favorise la coagulation sanguine.

VITAMINE D :

On la trouve dans les huiles de poissons, les graisses, les germes de blé, les champignons.

- Elle est anti-rachitique.
- Elle favorise l'absorption de calcium et de phosphore.

VITAMINE E :

C'est la vitamine de la fertilité, aussi bien pour les femmes que pour les hommes. On la trouve dans le beurre, le jaune d'œuf, les graisses, les feuilles vertes des légumes, les céréales.

VITAMINE K :

On la trouve dans le foie de porc, le chou, la tomate.
Elle est uniquement anti-hémorragique.

ACIDE FOLIQUE :

On le trouve dans le foie, le muscle, les légumes verts (asperges, épinards, choux, carottes.)

- Elle est nécessaire à la bonne formation des globules rouges.
- Elle facilite l'absorption intestinale de nombreuses substances.

GRIGNOTAGE ET CALORIES SURPRISES

Cette partie du guide a été conçue pour vous faire découvrir le nombre étonnant de calories que vous consommez sans toujours le réaliser.

Un petit sandwich, un petit morceau de gruyère, une bouchée au chocolat, quelques tranches de saucisson sec à l'apéritif, ou une poignée de cacahuètes, plus quelques chips, le tout accompagné d'une bière ou d'un apéritif et vous avez déjà avalé la valeur d'un vrai repas.

Ensuite, on assure, en toute bonne foi, à son médecin que l'on mange très très peu à table mais que l'on grossit. Alors regardez bien les planches et les images qui suivent, et que le choc vous guérisse de vos grignotages.

SI VOUS PRENEZ :

1 bol de café + 2 croissants (100 g)	= 250 cal.

C'EST COMME SI VOUS PRENIEZ :

1 tranche de jambon de parme (20 g)	= 67 cal.
+	
3 tranches de melon (200 g)	= 48 cal.
+	
1 tartine de pain (30 g)	= 76 cal.
+	
1 noisette de beurre à 50 % de matières grasses (10 g)	= 40 cal.
+	
1 bol de café	= 0 cal.
TOTAL	231 cal.

Remarques et conseils

- Le petit déjeuner est le repas le plus important de la journée. Vous n'avez rien mangé depuis douze heures environ. Vous avez besoin d'un solide repas pour être en forme.
- Le petit déjeuner doit se composer de protéines. Soit animale : poulet, jambon, œuf. Soit végétales : céréales complètes (sans sucre). Soit laitières : yaourt, fromage blanc, fromages, lait.
- Prenez l'habitude de croquer un fruit plutôt que de boire un jus de fruit. Les fibres sont plus efficaces.
- Alternez beurre à 50 % de matières grasses et margarine au tournesol utile contre le cholestérol.
- Une boisson est indispensable.
- Seuls café ou thé ne sont pas indispensables.

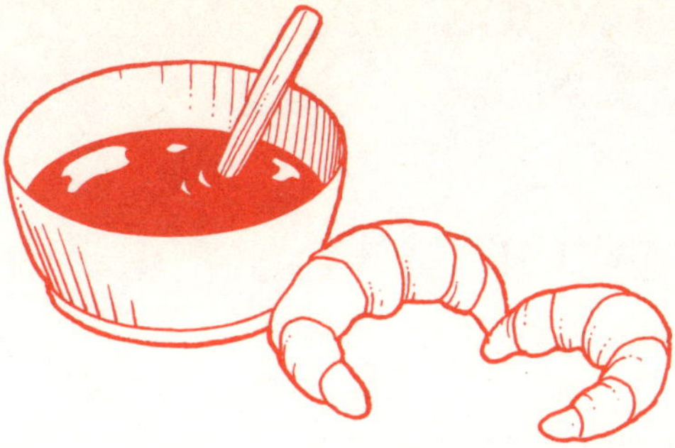

100 gr 250 CAL

200 gr 231 CAL

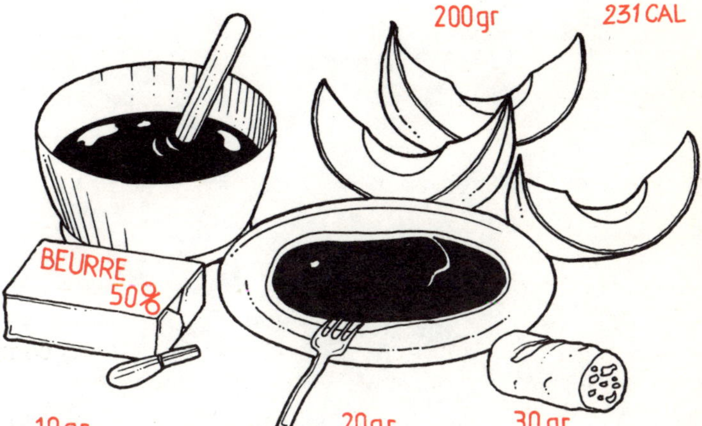

10 gr 20 gr 30 gr

SI VOUS MANGEZ :

1 hamburger	= 600 cal.

C'EST COMME SI VOUS PRENIEZ :

1 coupe de champagne	= 85 cal.
+	
20 radis (100 g)	= 20 cal.
+	
1 tranche de gigot (120 g)	= 282 cal.
+	
Haricots verts vapeur (200 g)	= 62 cal.
+	
1 tranche de pastèque (200 g)	= 48 cal.
+	
1 verre de vin (10 cl)	= 71 cal.
TOTAL	568 cal.

● Ce menu revient évidemment beaucoup plus cher qu'un hamburger mais ce n'est pas tous les jours fête. Quand on fait un régime il faut savoir de temps en temps se faire plaisir. C'est indispensable pour le moral. Et cela apporte peu de calories pour beaucoup de satisfaction.

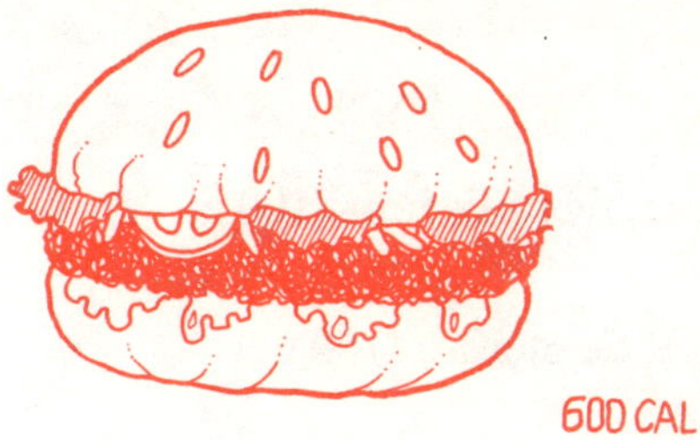
600 CAL

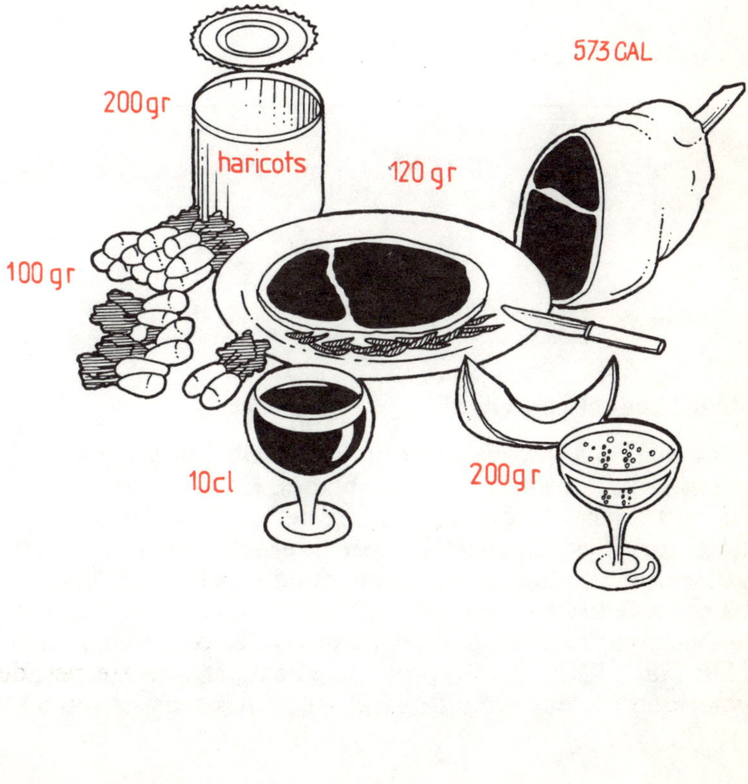
573 CAL
200gr
haricots
120 gr
100 gr
10cl
200gr

SI VOUS MANGEZ :

1 cornet de frites (12 frites - 100 g)	= 400 cal.

C'EST COMME SI VOUS PRENIEZ :

11 tranches de radis noir (100 g)	= 20 cal.
+	
1 gros filet de merlan (150 g)	= 110 cal.
+	
1 pomme de terre moyenne (100 g)	= 84 cal.
+	
1 tranche d'ananas (100 g)	= 49 cal.
+	
1 verre de vin blanc sec (10 cl)	= 71 cal.
+	
Pain (30 g)	= 76 cal.
TOTAL	410 cal.

Remarques et conseils

- Le merlan à la vapeur sur un lit d'oseille, une merveille !
- Les radis noirs se mangent... blancs. Épluchez-les, coupez-les en tranches fines, saupoudrez de sel. Faites dégorger et dégustez. C'est délicieux à l'apéritif et cela remplace avantageusement les chips, les cacahuètes ou les olives qui sont des usines à calories.
- On croit toujours que les pommes de terre font grossir, c'est faux ! Cuites à la vapeur, ou à l'eau, elles sont assez peu caloriques. N'en mangez quand même pas tous les jours !

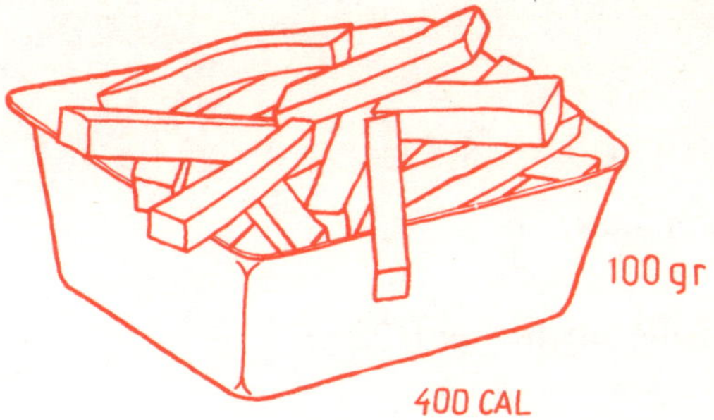
100 gr
400 CAL

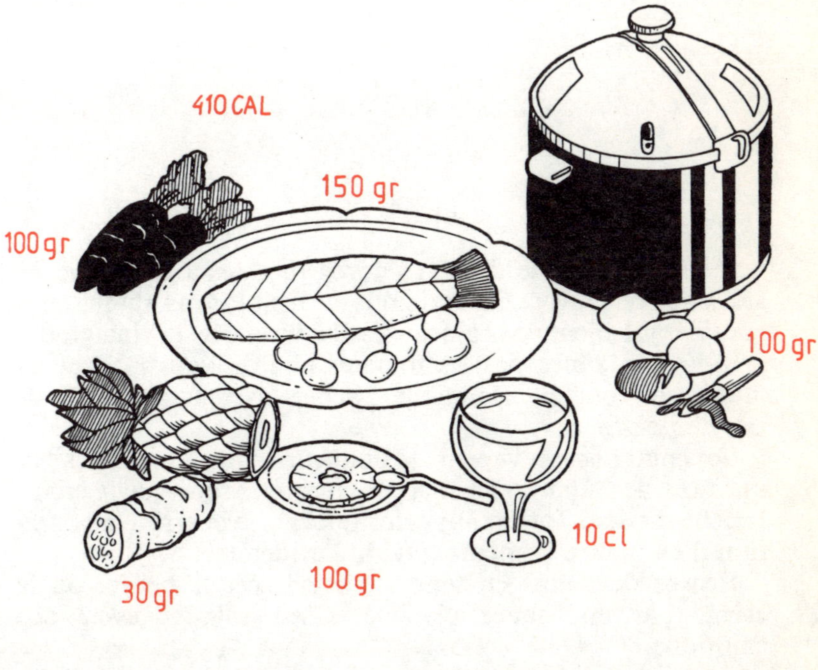
410 CAL
150 gr
100 gr
100 gr
10 cl
30 gr
100 gr

SI VOUS MANGEZ :

1 pizza (15 cm de diamètre)	= 500 cal.

C'EST COMME SI VOUS PRENIEZ :

1 tomate (100 g)	= 20 cal.
+	
1 pavé grillé aux herbes (120 g)	= 228 cal.
+	
Épinards (250 g)	= 78 cal.
+	
1 cuiller à café de crème fraîche (10 g)	= 33 cal.
+	
1 mandarine (70 g)	= 34 cal.
+	
1 verre de vin (10 cl)	= 71 cal.
TOTAL	464 cal.

● Prenez l'habitude de manger vos tomates à la croque au sel. Vous retrouverez le vrai goût du fruit et vous diminuerez considérablement vos calories dues à l'huile de la vinaigrette.

● Si vous n'aimez pas les tomates nature, vous pouvez les manger en rougail, à la créole, hachées avec un peu d'ail, de sel, de poivre.

● Les épinards à la vapeur, le bonheur ! Surtout adoucis par une noix de crème fraîche. Avez-vous remarqué que la crème fraîche est deux fois moins calorique que le beurre... à condition d'en mettre la même quantité évidemment !

Pensez de temps en temps à remplacer le beurre ou la crème par une sauce blanche. C'est sain et assez peu calorique.

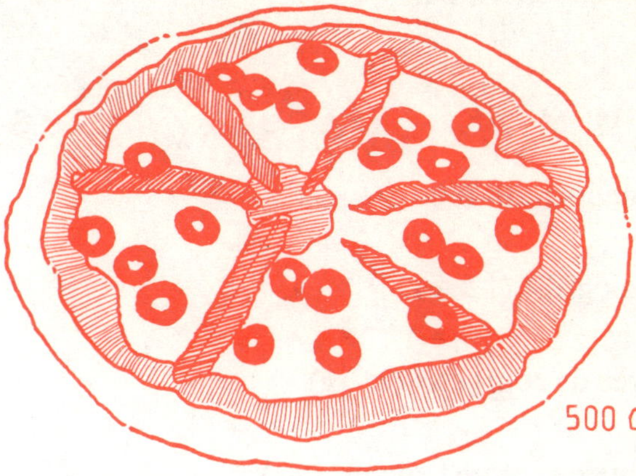
500 CAL

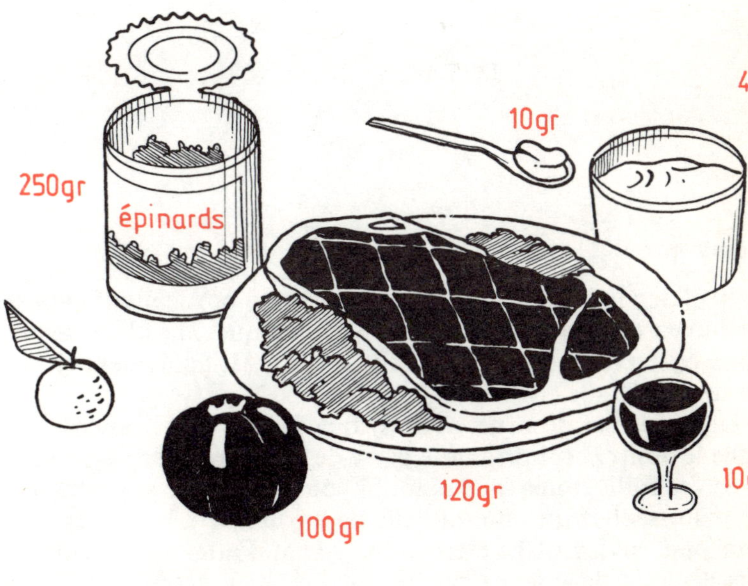
464 CAL
10gr
250gr
épinards
10cl
120gr
100gr

SI VOUS MANGEZ :

1 croque-monsieur	= 500 cal.

C'EST COMME SI VOUS PRENIEZ :

20 petits radis (100 g)	= 20 cal.
+	
Steak grillé (120 g)	= 228 cal.
+	
Purée de courgette (250 g)	= 78 cal.
+	
1 noix de crème fraîche (10 g)	= 33 cal.
+	
1 mandarine (70 g)	= 34 cal.
+	
1 verre de vin (10 cl)	= 71 cal.
TOTAL	464 cal.

Remarque

- 10 cl de vin c'est le contenu d'un verre à bordeaux. Si vous en buvez un seul, vous ne consommez que 71 cal. Mais si vous en buvez quatre, cela fait 284 cal. (L'équivalent d'un steak de 150 g).
- Une noisette de beurre (10 g) fait 74 cal. Vous pouvez, si vous le désirez, supprimer le verre de vin et manger du beurre avec vos radis, mais sans pain. Si vous ne pouvez vous passer de pain, sachez qu'une rondelle de baguette de 3 cm d'épaisseur pèse environ 10 g c'est-à-dire 25 cal. Faites vos calculs et passez-vous de crème fraîche ou diminuez votre steak. La purée de courgettes nature est délicieuse.

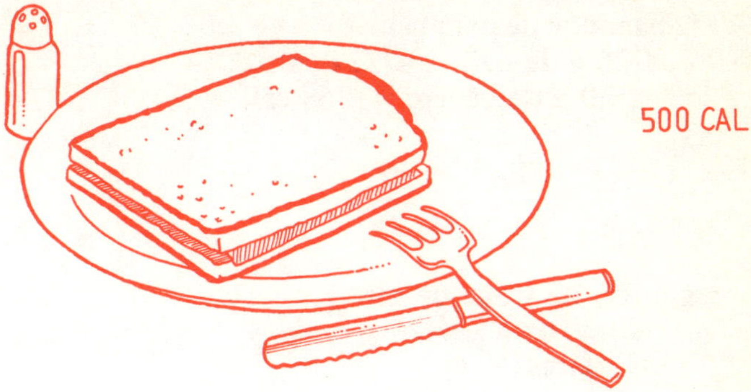
500 CAL

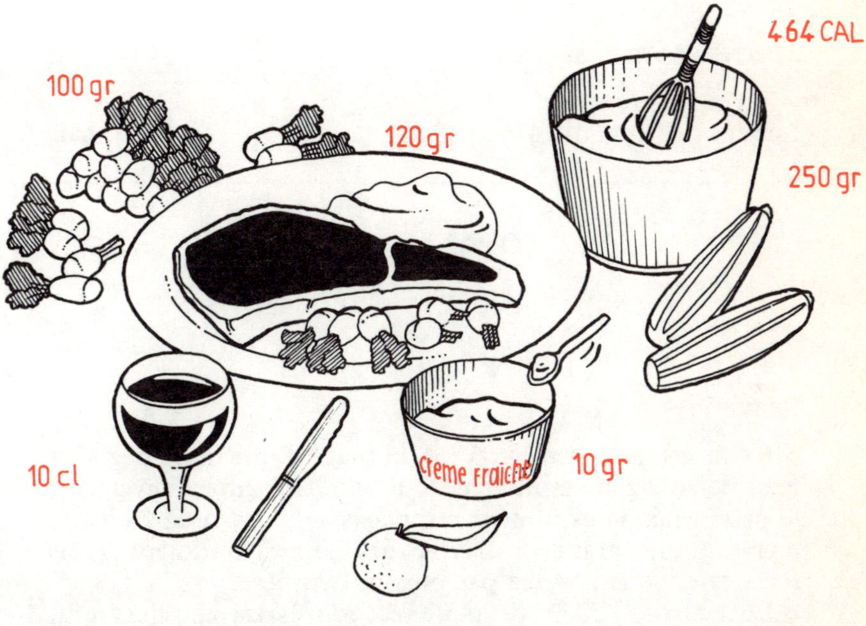
464 CAL
100 gr
120 gr
250 gr
10 cl
creme fraiche
10 gr

SI VOUS MANGEZ :

1/2 baguette de pain beurré	= 697 cal.
125 g de pain = 329 cal.	
+ 50 g de beurre = 368 cal.	

C'EST COMME SI VOUS PRENIEZ :

1 plateau de fruits de mer	
12 huîtres n° 3 (120 g)	= 95 cal.
6 praires (60 g)	= 47 cal.
6 langoustines (120 g)	= 95 cal.
3 palourdes (30 g)	= 24 cal.
3 moules (30 g)	= 24 cal.
+	
2 tranches de pain de seigle (20 g)	= 51 cal.
+	
2 noix de beurre à 50 % de matières grasses (20 g)	= 80 cal.
+	
2 verres de vin blanc sec (20 g)	= 142 cal.
+	
1 coupe de framboises (150 g)	= 73 cal.
TOTAL	631 cal.

Remarques

- Extraordinaire mais vrai ! A la place d'une demi-baguette beurrée vous pouvez manger tout cela. Un seul inconvénient, le prix. Mais vous pouvez remplacer le plateau de fruits de mer par une grande casserole de moules marinières (voir recette) et vous n'aurez pas plus de calories.
- Le beurre à 50 % de matières grasses est excellent cru. Mais ne le faites jamais chauffer.

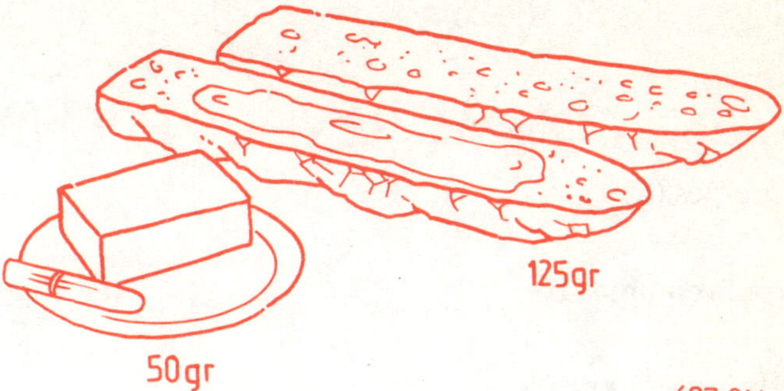

697 CAL

631 CAL

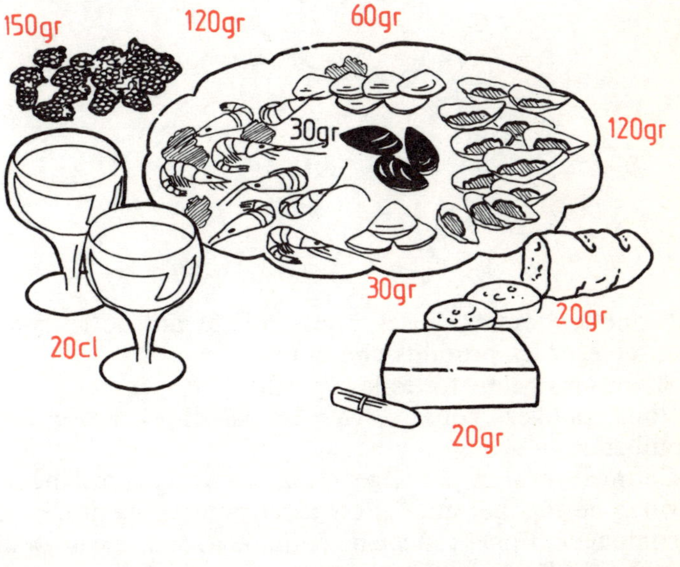

SI VOUS MANGEZ :

6 tranches de saucisson sec	= 280 cal.

C'EST COMME SI VOUS PRENIEZ :

Asperges (250 g)	= 77 cal.
+	
2 œufs en omelette	= 152 cal.
+	
2 abricots (100 g)	= 68 cal.
TOTAL	297 cal.

- N'oubliez jamais de laver les fruits avant de les manger pour enlever les produits chimiques.
- Si vous les pelez, faites-le superficiellement.
- Vous pouvez vous servir des asperges en guise de mouillettes.
- Ce menu est un peu léger pour un vrai repas, même en période de régime, mais il est idéal pour un petit déjeuner, accompagné d'une tranche de pain (40 g) et d'une noisette de beurre à 50 % de matières grasses.

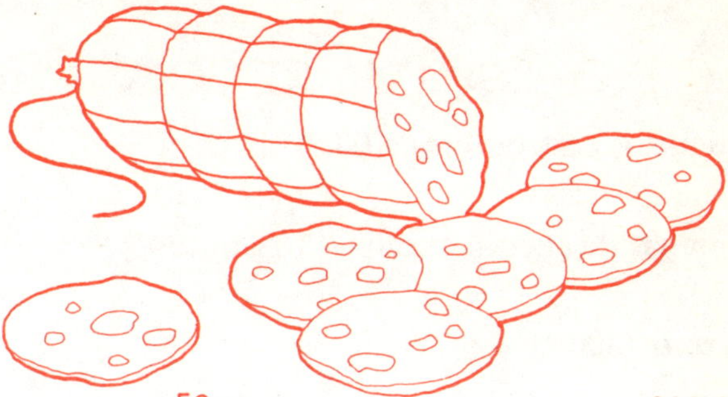

50gr 280 CAL

297 CAL

250gr

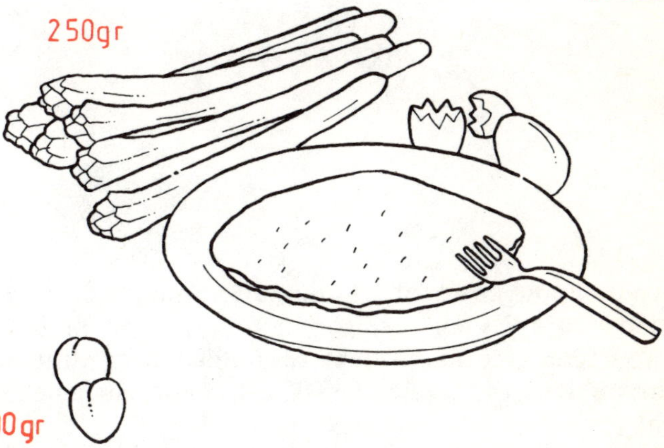

100gr

SI VOUS MANGEZ :

1 hot dog	= 450 cal.

C'EST COMME SI VOUS PRENIEZ

Salade de concombres (100 g)	= 12 cal.
+	
Vinaigrette (1 cuil. à soupe - 10 g d'huile)	= 100 cal.
+	
1 truite (200 g)	= 141 cal.
+	
Haricots verts (200 g)	= 62 cal.
+	
1 mandarine	= 34 cal.
+	
1 verre de vin (10 cl)	= 71 cal.
TOTAL	420 cal.

- Vous pouvez encore diminuer le nombre de calories de ce menu complet en assaisonnant votre concombre avec du yaourt maigre, du citron et des feuilles de menthe, de coriandre ou d'aneth. Au lieu de 100 cal., cette sauce ne fera que 36 cal.
- Si vous avez une sensation de faim avec ce menu, vous pouvez augmenter sans inconvénient la portion de concombre et la portion de haricots verts. Les légumes bourrent mais vous apportent peu de calories.
- Évitez d'augmenter les protéines animales. Elles sont très caloriques à l'exception des poissons maigres.

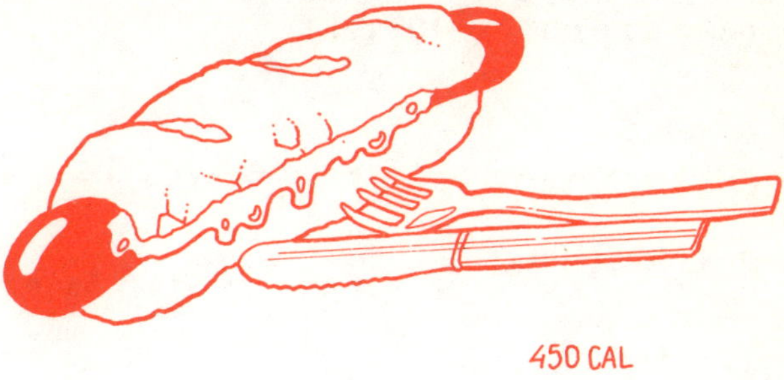
450 CAL

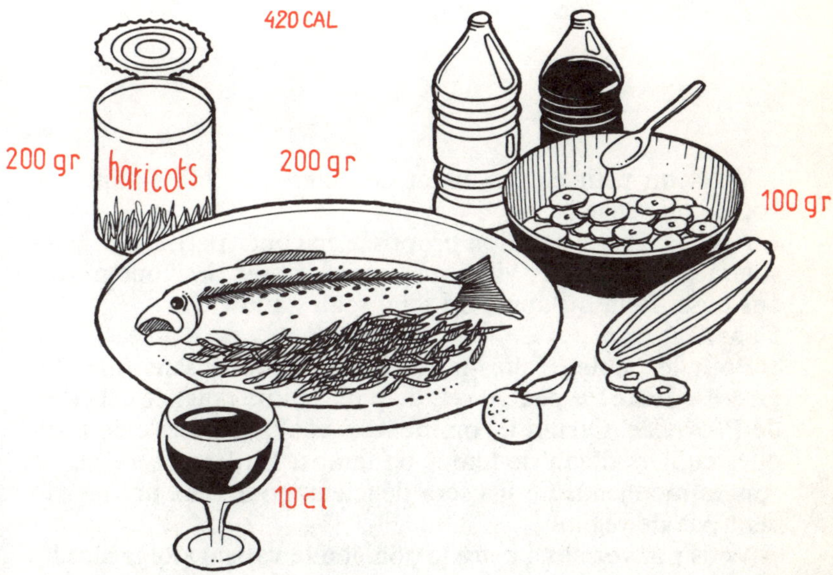
420 CAL
200 gr
haricots
200 gr
100 gr
10 cl

SI VOUS MANGEZ :

Un petit sandwich = 298 cal.
(50 g de gruyère = 196 cal.)
(40 g de pain = 102 cal.)

C'EST COMME SI VOUS MANGIEZ :

20 petits radis (100 g)	= 20 cal.
+	
Un pilon de poulet grillé (120 g)	= 176 cal.
+	
Chou-fleur à la vapeur (200 g)	= 62 cal.
+	
Une mandarine	= 34 cal.
TOTAL	292 cal.

● Voilà un petit en-cas avant de dîner qui pèse autant que votre vrai repas !

● Avec la légère collation proposée en contrepartie vous consommez en plus des vitamines et des fibres. Et vous n'avez pas aussi faim qu'après un minuscule sandwich.

Conseils

● Pour le poulet, faites-le rôtir sans huile et sans matières grasses. Juste un peu de sel, de poivre, une poignée d'herbes de Provence. Quand il commence à rôtir, arrosez-le de quelques cuillers d'eau de temps en temps. Il n'attachera pas et restera moelleux. Le jus sera délicieux pour ceux qui ne suivent pas de régime.

● Vous pouvez aussi cuire le poulet à la vapeur. Regardez les recettes.

● Le chou-fleur cuit à la vapeur, encore un peu croquant, est délicieux servi avec du citron, du persil et du cerfeuil.

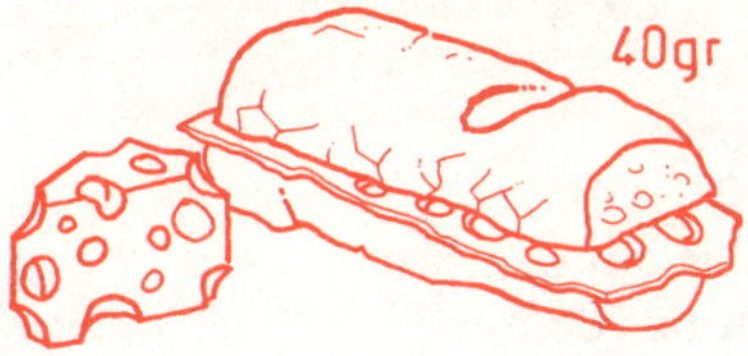
40gr
50gr
298 CAL

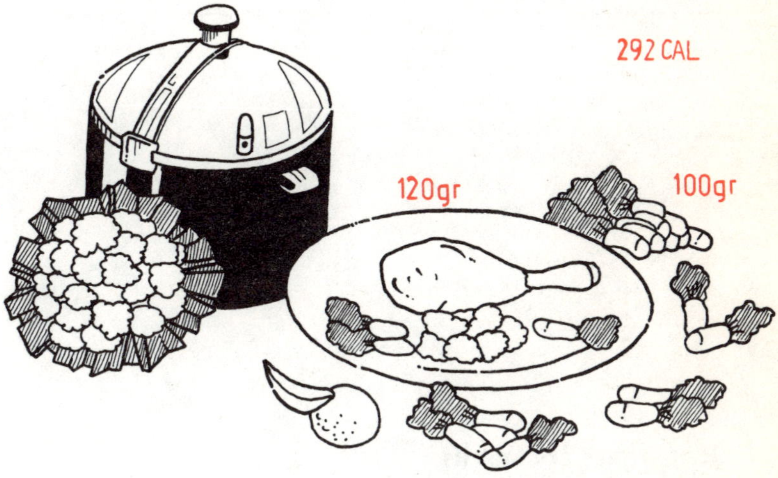
292 CAL
200gr
120gr
100gr

SI VOUS MANGEZ :

1 gaufre au sucre	= 250 cal.

C'EST COMME SI VOUS MANGIEZ :

1 salade composée	
10 radis (50 g)	= 10 cal.
7 tranches de concombre	= 6 cal.
Champignons 70 g	= 18 cal.
+	
1 assiette du pêcheur	
1 truite froide (300 g)	= 141 cal.
1 langoustine (20 g)	= 16 cal.
2 moules cuites	= 16 cal.
+	
1 tranche d'ananas (100 g)	= 49 cal.
TOTAL	256 cal.

Remarques et conseils

- La truite se cuit pochée dans l'eau froide, ou en papillotte ou encore à la vapeur. Dans tous les cas, elle sera délicieuse une fois refroidie.
- Si vous tenez à manger votre salade en vinaigrette, pensez à ajouter 100 cal. Cela vous fera un repas à 356 cal. ce qui est très raisonnable, et indispensable si votre autre repas a été plus copieux.

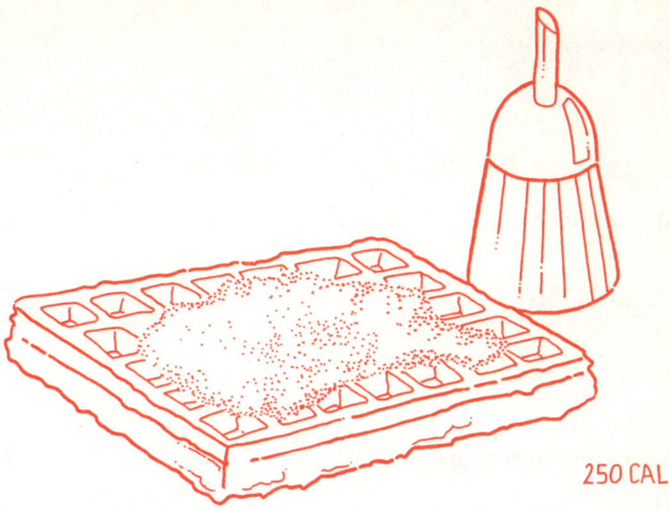
250 CAL

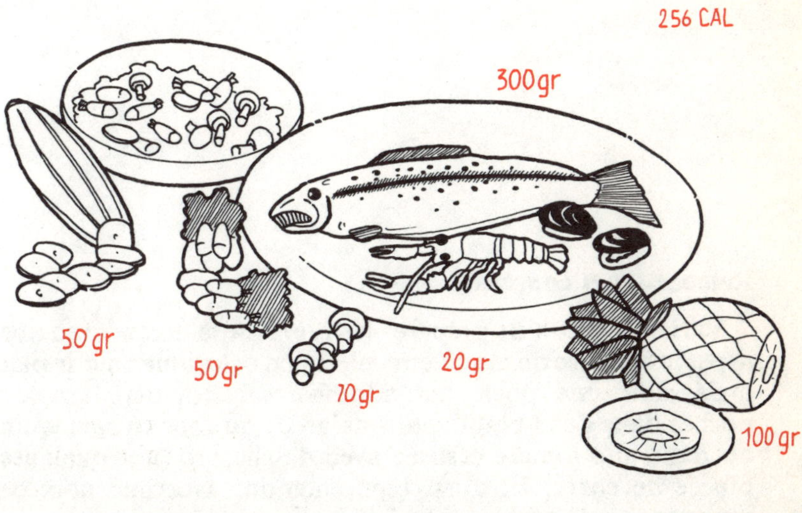
256 CAL
300gr
50gr
50gr
70gr
20gr
100gr

SI VOUS MANGEZ :

1 gaufre chantilly	= 350 cal.

C'EST COMME SI VOUS PRENIEZ :

1 omelette (2 œufs)	= 152 cal.
+	
Épinard (250 g)	= 78 cal.
+	
1 mandarine	= 34 cal.
+	
1 verre de vin rouge (10 cl.)	= 71 cal.
TOTAL	335 cal.

Remarques et conseils

● Variez la façon de préparer les œufs. A la coque avec une asperge en guise de mouillette, c'est peu calorique ; sur le plat mais dans une poêle anti-adhésive sans matière grasse ; pochés dans l'eau bouillante vinaigrée ; au four en ramequin ou dans une tomate creusée avec des herbes... et quelques pincée de curry. Et durs, bien entendu, avec une noix de mayonnaise de temps en temps.

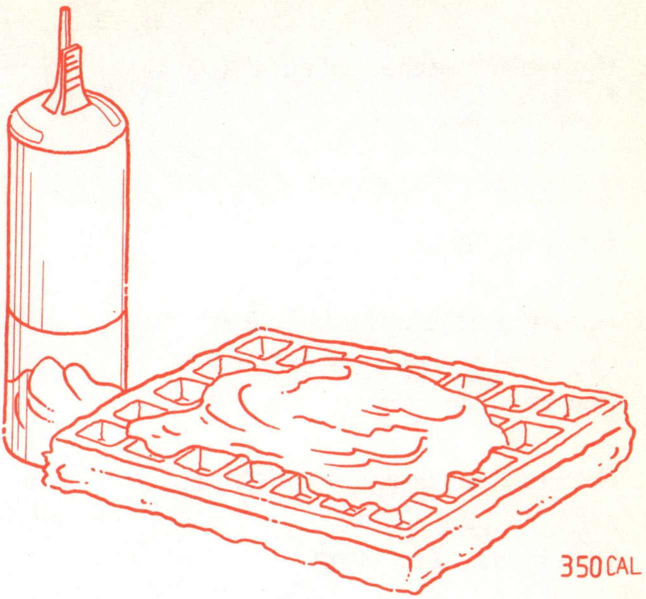
350 CAL

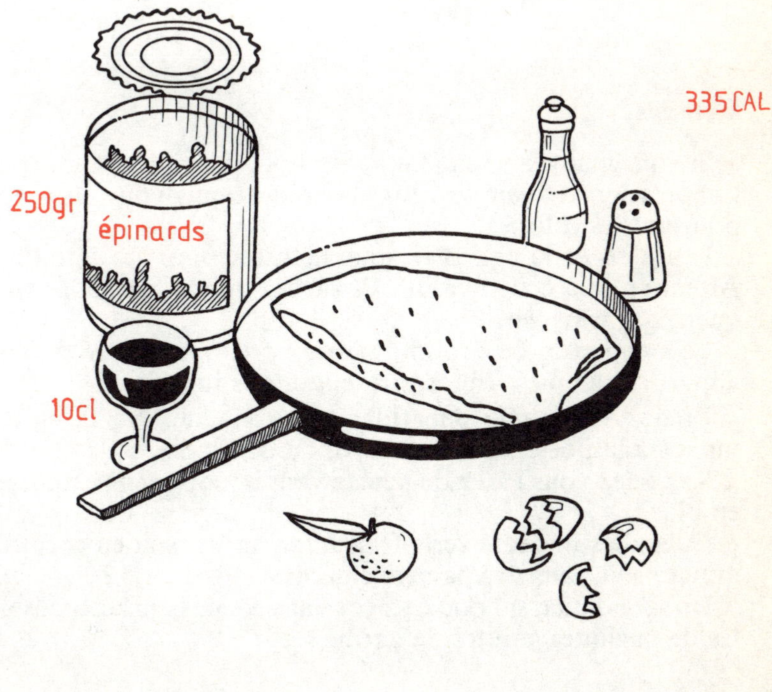
335 CAL
250gr
épinards
10cl

SI VOUS MANGEZ :

Une tablette de chocolat au lait (100 g)	= 550 cal.

C'EST COMME SI VOUS MANGIEZ :

Un steak (100 g)	= 190 cal.
+	
Haricots verts à la vapeur (300 g)	= 93 cal.
+	
Une part de brie (50 g)	= 131 cal.
+	
Deux tranches de pain seigle (20 g)	= 80 cal.
+	
Deux mandarines (140 g)	= 68 cal.
TOTAL	562 cal.

Conseils

- Si vous mangez une tablette de chocolat, vous n'aurez pas l'impression d'avoir fait un vrai repas mais vous en aurez pourtant les calories.
- Le sucre et le chocolat sont néfastes pour les intestins. Attention à la constipation. Et sachez que les sucres provoquent des fringales.
- Le menu proposé en contrepartie est sain, équilibré et vous apporte vitamines, fibres, protéines, sels minéraux.
- Prenez l'habitude de griller votre viande. Ne la cuisez jamais à la poêle dans du beurre ou de l'huile.
- Rappelez-vous : 20 g de beurre vous apportent 147 calories en plus.
- Cuisez les haricots verts frais à la vapeur, soit en cocotte-minute soit dans des paniers chinois.
- Une fois cuits, saupoudrez vos haricots de persil et arrosez-les de quelques gouttes de citron.

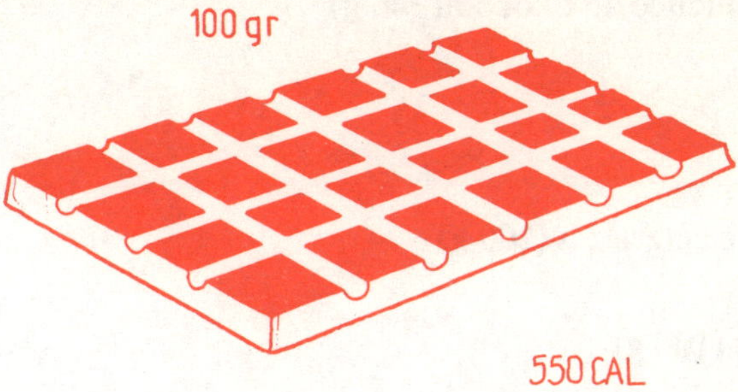
100 gr
550 CAL

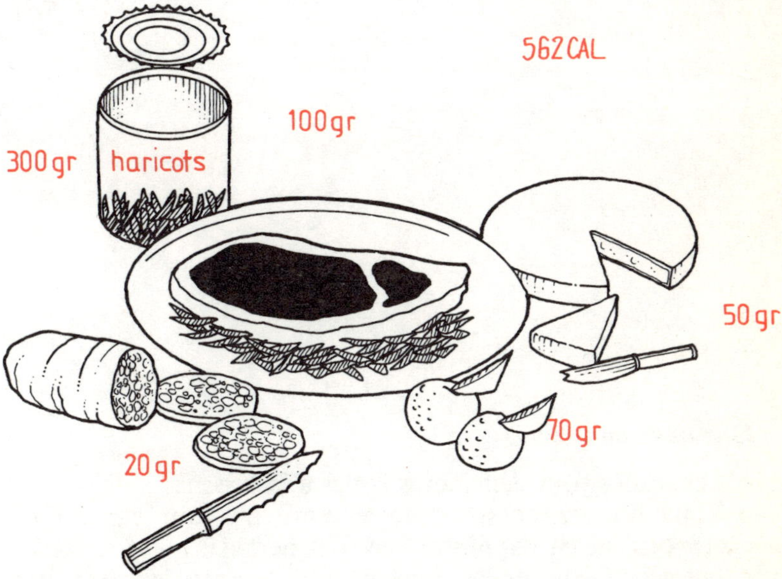
562 CAL
100 gr
300 gr
haricots
50 gr
70 gr
20 gr

SI VOUS MANGEZ :

Une bouchée au chocolat (40 g)	= 220 cal.

C'EST COMME SI VOUS MANGIEZ :

1 bol de céleri cru (100 g)	= 21 cal.
+	
1 caille (100 g)	= 147 cal.
+	
Cèpes grillés (100 g)	= 26 cal.
+	
1 tranche de melon (100 g)	= 24 cal.
TOTAL	218 cal.

Quelques conseils

- Les cailles sont délicieuses rôties à la broche.
- Vous pouvez aussi les faire cuire au four sur un nid d'oignons ou en papillotte avec des herbes.
- Les cèpes, comme les champignons de Paris, gardent toute leur saveur si vous les faites griller quelques minutes sur un grill avec quelques herbes de Provence.
- L'eau est indispensable à l'organisme. Buvez-en au moins un litre par jour.

rocher chocolat
40gr

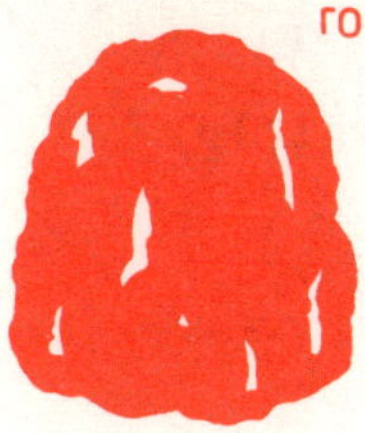

220 CAL

218 CAL

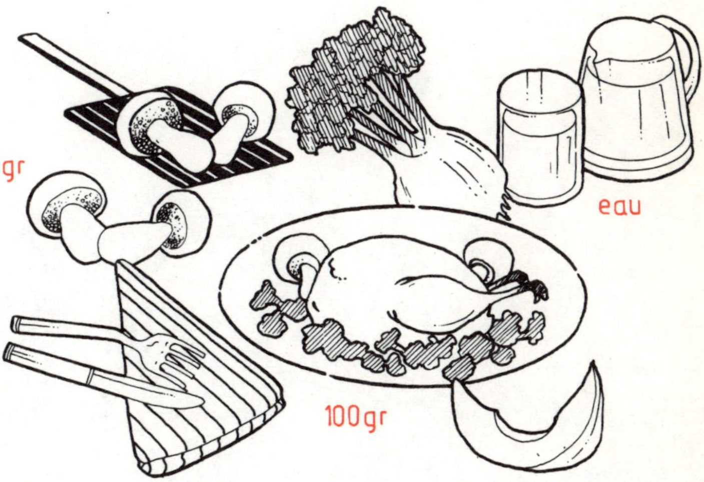

RAPPELS

Une poignée de cacahuètes (20 g)	= 109 cal.

Une coupe de framboises (100 g)	= 49 cal.
+	
1 yaourt maigre	= 50 cal.
TOTAL	99 cal.

1 merlan (150 g)	= 109 cal.

Remarques et conseils

● Une petite faim ? Surtout évitez la poignée de cacahuètes. C'est mortel pour la ligne. En revanche le yaourt et les framboises c'est idéal.

20 gr

109 CAL

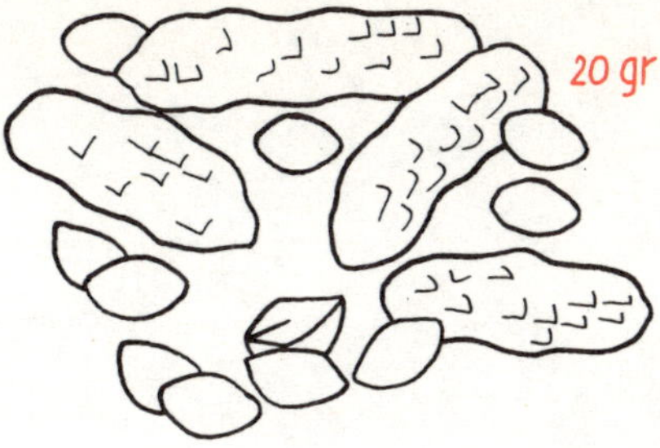

99 CAL

100 gr

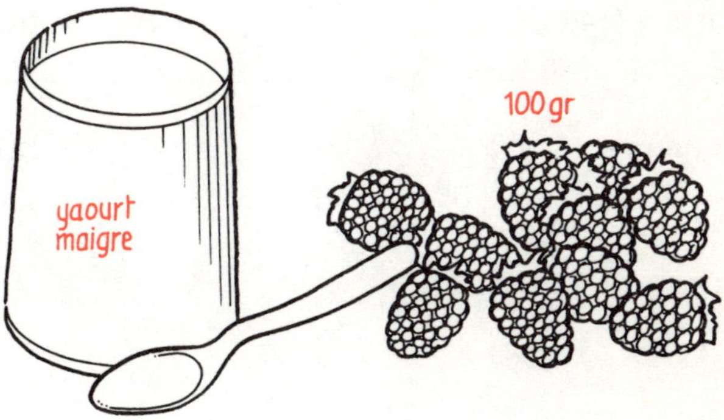

109 CAL

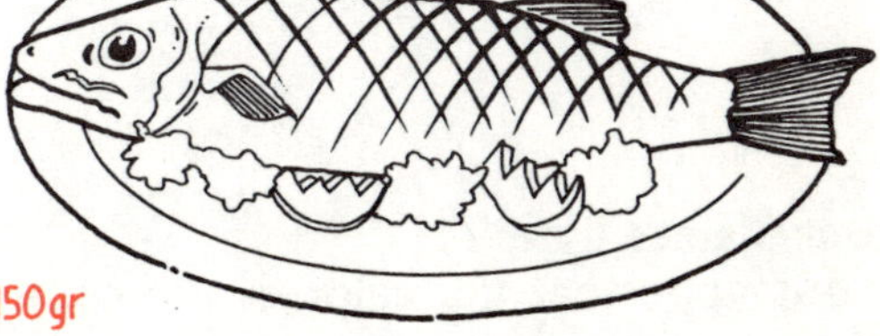

150 gr

RAPPELS

10 olives (40 g)	= 72 cal.
4 sucres (20 g)	= 80 cal.
1 œuf (50 g)	= 76 cal.
2 mandarines (140 g)	= 68 cal.
1 yaourt nature	= 80 cal.

Les olives sont pleines d'huile.
Les sucres vous apportent des calories vite consommées et donnent faim.
L'œuf est un bon coupe-faim.
Les mandarines sont excellentes pour la santé.
Les yaourts vous apportent du calcium et coupent la faim.

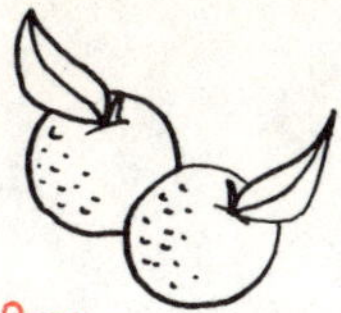

140gr
68 CAL

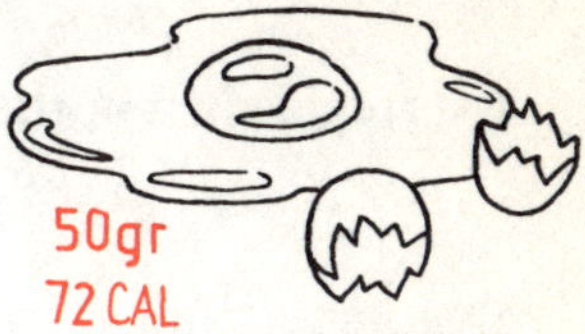

50gr
72 CAL

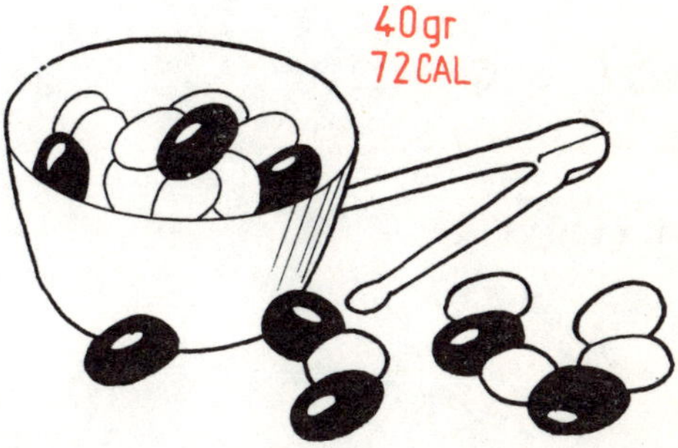

40gr
72 CAL

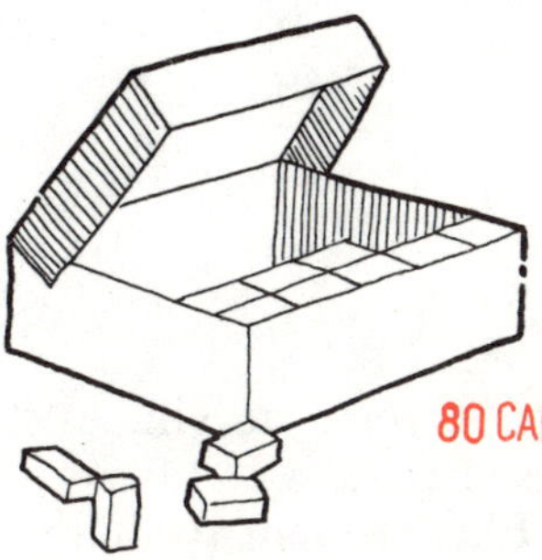

80 CAL

80 CAL

RAPPELS

1 verre de vin à bordeaux (10 cl)	= 71 cal.
1 yaourt nature	= 80 cal.
2 mandarines (140 g)	= 68 cal.
1 verre de Coca-Cola (12 cl)	= 80 cal.
1 œuf dur (50 g)	= 76 cal.

- Chaque fois que vous buvez un petit verre de vin, c'est comme si vous mangiez quatre sucres. Pensez-y !
- Le vin apporte des calories vides. Elles ne sont pas indispensables à l'organisme.
- Les calories apportées par les yaourts ou les mandarines sont des calories bénéfiques, car elles vous donnent du calcium, des vitamines et une meilleure digestion intestinale.

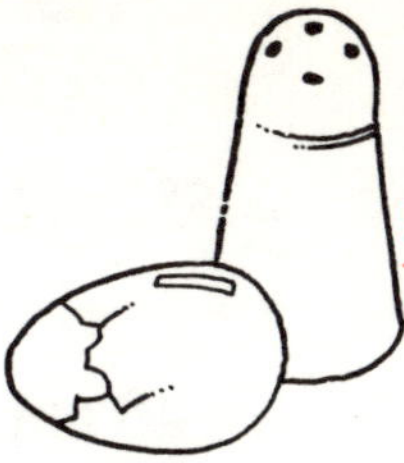

50gr
76 CAL

140gr
68 CAL

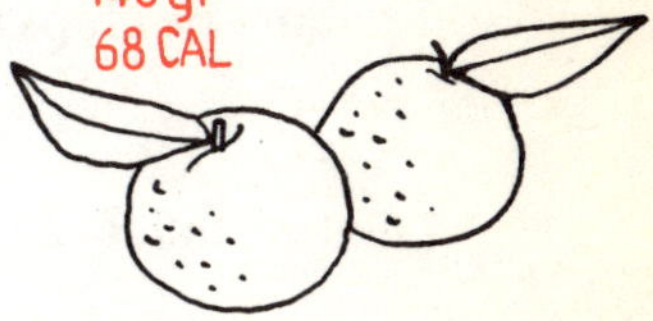

12 cl
80 CAL

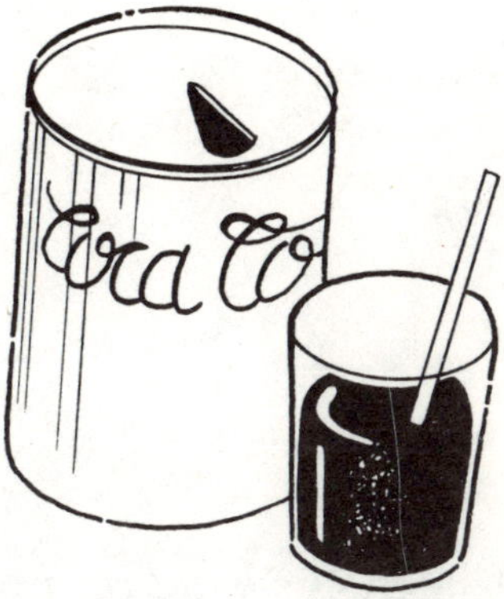

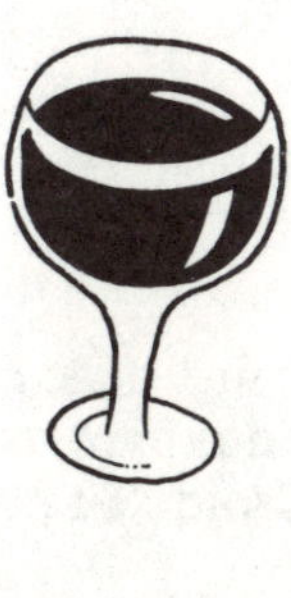

10cl
71 CAL

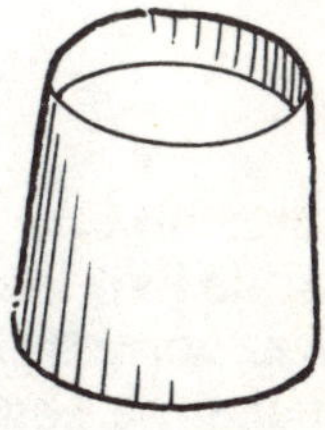

80 CAL

RAPPELS

1 paquet de chips (100 g)	= 557 cal.
Quatre cuillers à soupe d'huile (60 g)	= 540 cal.

1 truite pochée (200 g)	= 188 cal.
+	
Purée de courgettes (200 g)	= 62 cal.
+	
Gruyère rapé (50 g)	= 196 cal.
+	
1 pomme (150 g)	= 102 cal.
	TOTAL 548 cal.

• Si vous aviez à choisir entre ces trois propositions pour dîner que prendriez-vous ? Le menu numéro 3 ! Bravo mais surtout ne mangez pas un sachet de chips en prime à l'apéritif.

Conseils

• Préparez un bon court-bouillon pour votre truite, avec des oignons, de l'ail, des clous de girofle, du persil, du thym, etc.
• Plongez votre truite dans le court-bouillon refroidi. Et portez lentement à ébullition.
• La purée de courgettes est délicieuse nature. Mais vous pouvez y ajouter un peu de gruyère rapé ou mieux encore deux cuillers à café de crème fraîche (20 g ou 66 cal.).

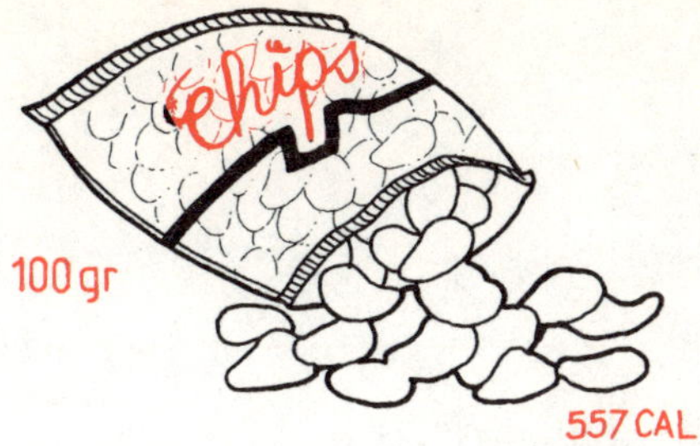
chips
100gr
557 CAL

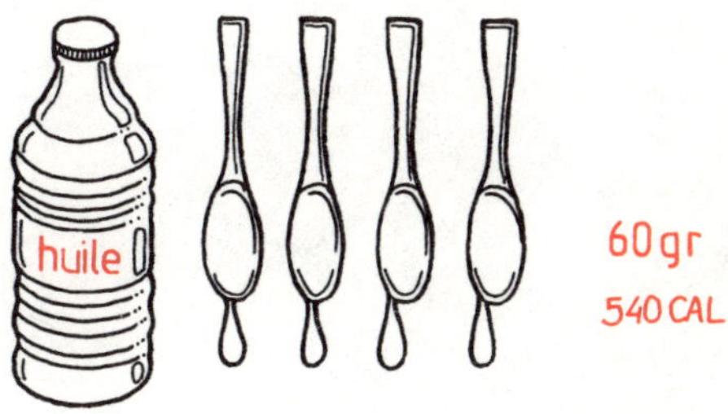
huile
60gr
540 CAL

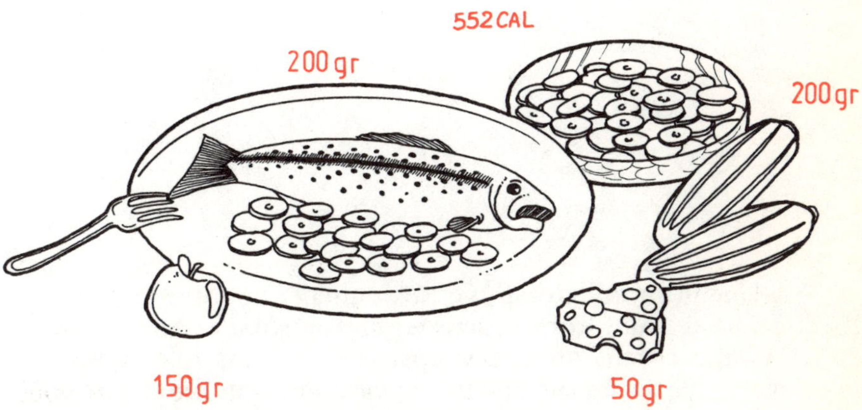
552 CAL
200gr
200gr
150gr
50gr

RAPPELS

1 bière (33 cl)	= 110 cal.
1 tranche de cabillaud (100 g)	= 73 cal.
+	
Chou-fleur (150 g)	= 46 cal.
	TOTAL 119 cal.
2 yaourts maigres	= 100 cal.

- Une bière fait grossir, vous comprenez pourquoi ?
- Le cabillaud, comme tous les poissons, est excellent cuit à la vapeur dans un panier posé sur une casserole. Dans le même panier ou sur un autre superposé, vous faites cuire en même temps votre chou-fleur. Un peu de citron, une noisette de beurre (10 g = 74 cal.) et votre repas est prêt.

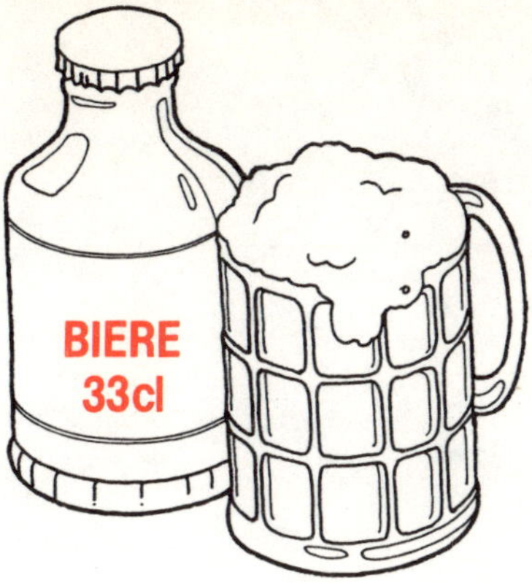

110 CAL

r

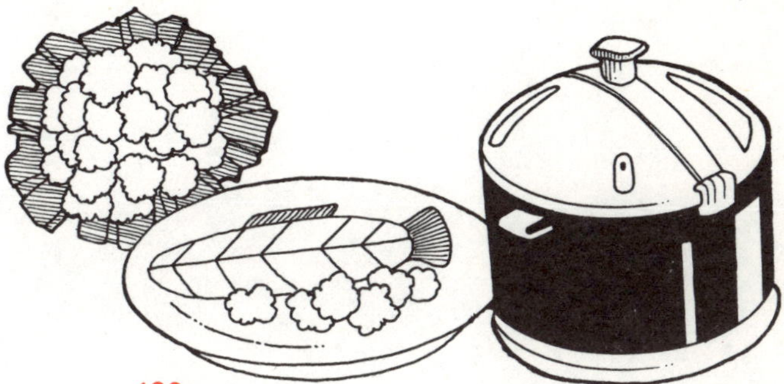

119 CAL

100gr

100 CAL

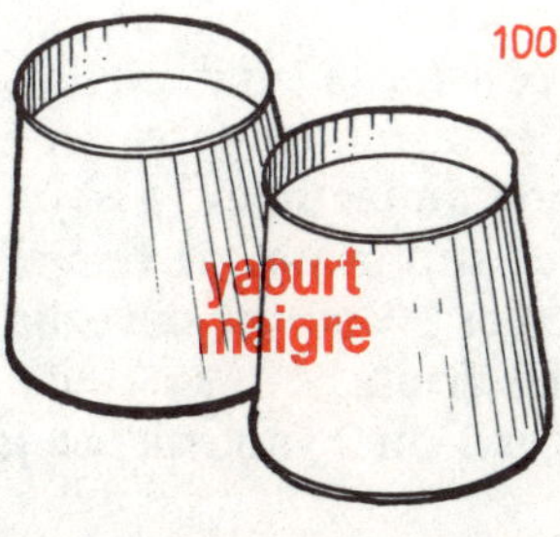

RAPPELS

2 crêpes à la confiture	= 240 cal.
5 yaourts maigres	= 250 cal.

- Si vous ne pouvez pas résister à une envie de crêpe, mangez-les en plat principal et terminez votre repas par une salade de fruits, ou une salade de légumes.
- N'oubliez pas, vous pouvez supprimer de temps en temps les viandes, les œufs, les céréales ! Vous ne devez jamais supprimer les légumes verts ni les fruits.
- Prenez l'habitude de manger 1 ou 2 yaourts par jour. C'est plus digeste que le lait.

240 CAL

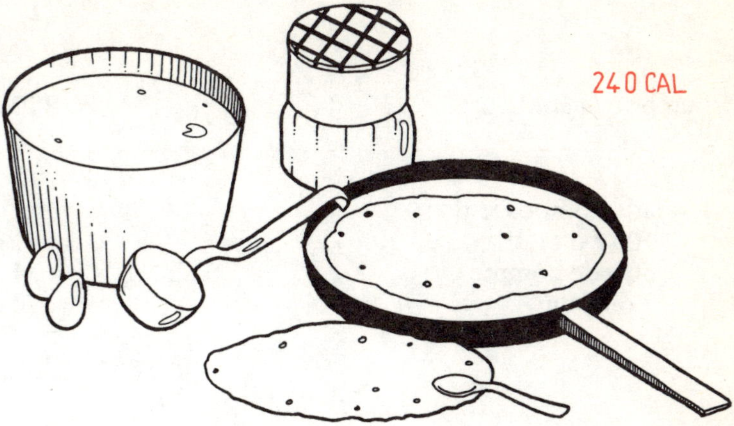

250 CAL

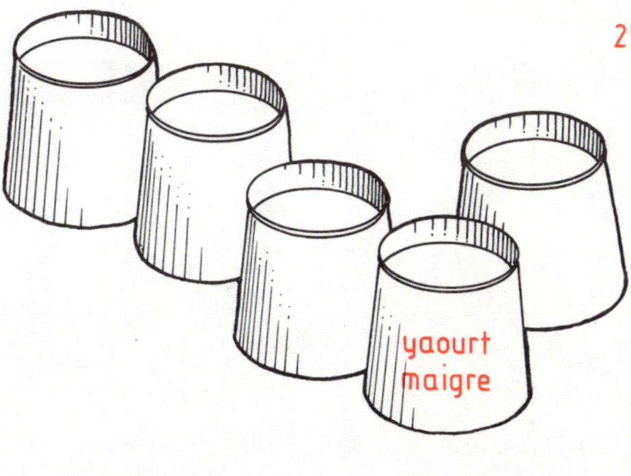

RAPPELS

1 crêpe à la confiture	= 120 cal.

1 salade composée de :	
100 g d'endives	= 31 cal.
50 g de pomme	= 34 cal.
1 œuf dur	= 70 cal.
	TOTAL 135 cal.

1 tranche de jambon de Parme	= 67 cal.
+	
200 g de melon	= 48 cal.
	TOTAL 115 cal.

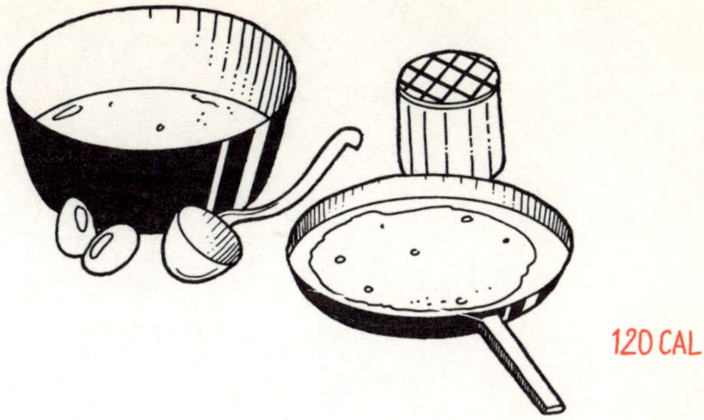
120 CAL

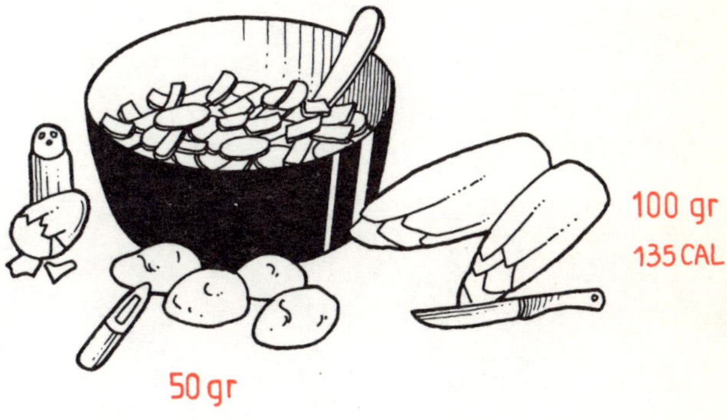
100 gr
135 CAL
50 gr

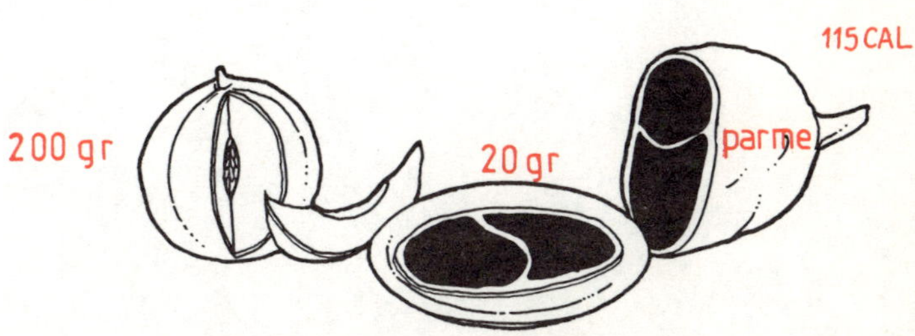
115 CAL
200 gr
20 gr
parme

RECETTES POUR LE RÉGIME DES HAUTES CALORIES

ASSAISONNEMENTS DIÉTÉTIQUES

- Vinaigrette : 1 cuiller à moka de moutarde, 1 cuiller à moka de vinaigre ou de citron, 1 cuiller à café d'huile, 1 cuiller à café d'eau, sel, poivre, herbes (cette quantité est valable pour une personne).
- Vinaigrette allégée : elle permet de prendre deux cuillers à soupe de vinaigrette au lieu d'une seule en vinaigrette normale. Faire chauffer 70 cl d'eau salée et poivrée. Quand elle est chaude, ajouter 5 cuillers à café de fécule de pomme de terre délayée auparavant dans un peu d'eau froide. Faire bouillir jusqu'à ce que le liquide s'épaississe ; retirer du feu et remuer de temps en temps jusqu'à complet refroidissement. Mélanger 10 cuillers à café de moutarde et 15 cl de vinaigre de vin, y incorporer 15 cuiller à soupe d'huile petit à petit comme pour faire une mayonnaise (privilégier les mélanges d'huiles). Mélanger le liquide épaissi et la sauce vinaigrette. Secouer. Mettre en bouteille. Cette sauce se conserve un mois au frigidaire.
- Sauce chinoise : mélanger 1 cuiller à café d'huile, 1 demi-jus de citron, 1 cuiller à café de nuoc-mân allongé d'eau, quelques gouttes de sauce de soja, de la coriandre hachée, et de l'échalote hachée. Pas de sel. On peut remplacer le poivre par une goutte de piment.
- Sauce libanaise au yaourt : mélanger 2 cuillers à soupe de yaourt maigre, 1 demi-jus de citron, un peu d'ail, sel, poivre, un peu de menthe ou de coriandre finement hachée (pour 1 personne).
- Fromage blanc à 0 % de matières grasses en remplacement de la crème fraîche.
- Petit suisse à 40 % de matières grasses en remplacement de la farine pour les liaisons.
- Sauce aurore : fromage blanc à 0 % de matières grasses + 1/2 cuiller à café de concentré de tomate.

MODES DE CUISSON DIÉTÉTIQUES

LES VIANDES

- Grillées : sur la braise, au gril-four, à la rôtissoire.
- Cuites dans une poêle anti-adhésive.
- A la broche.
- Rôties au four.
- Bouillies.
- Cuites dans leur jus en cocotte, à l'étouffée, salées crues.
- En brochette.
- Au four. En papillotte, salées crues.

LES POISSONS

- Au court-bouillon aromatisé.
- Au four sur lit de tomates, oignons, aromates.
- Au four en papillotte.
- Grillés.
- Crus à la tahitienne.
- A la vapeur.

LES OEUFS

- Durs, coque, mollets.
- Pochés dans l'eau vinaigrée.
- Au plat, en omelette en utilisant une poêle anti-adhésive.
- Brouillés au bain-marie.

LES LÉGUMES

- A la vapeur, en autocuiseur.
- A l'eau.
- A l'étouffée dans le jus d'une viande.
- Au four, farcis au maigre.
- En papillotte.

CERVELLES EN PAPILLOTTE : 140 cal.

Pour une personne :

2 cervelles d'agneau

sel, poivre

2 tranches de citron

1 cuiller à soupe de hachis d'ail et de persil

1 feuille de laurier

1 feuille double de papier aluminium.

Plier en deux une feuille de papier aluminium pour qu'elle soit plus solide. Poser au centre de la feuille deux rondelles de citron. Disposer sur ces tranches les deux cervelles.

Saler et poivrer. Ajouter une feuille de laurier, le hachis d'ail et de persil. Fermer la papillotte en roulant les bords.

Mettre à four chaud (thermostat 6) et faire cuire pendant 15 mn. Servir immédiatement dans le papier d'aluminium ouvert en corolle.

COURGETTES EN GRATIN : 180 cal.

Pour une personne :

1 grosse courgette

30 g de gruyère rapé

Laver la courgette. La couper en morceaux sans l'éplucher. La faire cuire à la vapeur pendant 15 mn environ dans un panier posé sur une marmite pleine d'eau bouillante.

Lorsque les morceaux s'écrasent à la fourchette, passer la courgette au mixer. Ajouter le gruyère rapé. Mélanger.

Goûter pour rectifier l'assaisonnement. Ajouter sel et poivre si nécessaire. Mettre la purée dans un plat à gratin et enfourner à four très chaud. Dix minutes de cuisson environ.

COURGETTES MONÉGASQUE : 135 cal.

Pour une personne :

1 oignon

1 belle courgette

1 bouquet de persil

1 bouquet de basilic

1 cuiller à café rase de beurre fondu

Faire dorer l'oignon coupé en rondelles dans une cocotte anti-adhésive en remuant sans arrêt avec une spatule en bois pour qu'il ne colle pas.

Ajouter la courgette coupée en rondelles épaisses. Laisser cuire 15 mn à feu très doux sans ajouter d'eau. Les courgettes rendent suffisamment d'eau.

Au moment de servir, verser sur les courgettes une cuiller à soupe rase de beurre fondu, du persil et du basilic hachés.

ENDIVES AU JAMBON : 265 cal.

Pour une personne :

2 grosses endives ou 4 petites

2 tranches fines de jambon cuit

30 g de gruyère rapé

Faire blanchir les endives à l'eau bouillante salée pendant 20 mn. Les égoutter dans une passoire pendant une bonne demi-heure pour qu'elles perdent bien leur eau.

Entourer chaque endive d'une tranche de jambon. Si les endives sont petites, en mettre deux par tranche de jambon. Disposer le tout dans un plat de porcelaine à four. Saupoudrez de gruyère rapé et mettre à four très chaud 20 mn.

COQUILLES SAINT-JACQUES A LA VAPEUR AU NID D'ÉPINARDS : 215 cal.

Pour une personne :

persil

3 belles noix de coquilles Saint-Jacques avec leur corail

1 kg d'épinards

1 citron

1 gousse d'ail.

Laver les feuilles d'épinards dans plusieurs eaux différentes. Enlever les queues et jeter les épinards dans une casserole d'eau bouillante. Les laisser quinze minutes puis les égoutter.

Pendant ce temps, laver les noix de coquilles Saint-Jacques, et les couper en deux dans le sens de la largeur.

Dans une marmite à paniers superposés, mettre de l'eau à bouillir. Poser au-dessus de cette marmite un panier à trous, comme le panier d'un couscoussier.

Tapisser ce panier avec les épinards ébouillantés, poser les noix sur les épinards, saler, poivrer, fermer le couvercle et laisser cuire entre trois et cinq minutes selon la grosseur des noix. Les noix sont cuites lorsqu'elles sont bien blanches.

Servir les noix sur leur nid d'épinards après les avoir arrosées de quelques gouttes de jus de citron et d'un hachis de persil et d'ail.

CONCOMBRE A LA LIBANAISE : 60 cal.

Pour une personne :

15 tranches de concombre

2 cuillers à soupe de yaourt maigre

1 cuiller à moka d'ail haché

le jus d'un demi-citron

quelques feuilles de menthe ou de coriandre frais

Couper le concombre en rondelles, saler, laisser dégorger. Pendant ce temps, faire macérer le hachis d'ail dans le jus de citron.

Verser les deux cuillers de yaourt dans le bol. Ajouter le jus de citron aillé, sel et poivre, les rondelles de concombres et les feuilles de menthe ou de coriandre finement hachées et mélanger. Mettre une heure au réfrigérateur et servir frais.

CONCOMBRE EN BÉCHAMELLE : 190 cal.

Pour une personne :

200 g de concombre

3 cuillers à café rases de farine

10 g de beurre

1 verre de lait écrémé

sel et poivre

1 pincée de noix de muscade

Couper le concombre en petits dés et le faire cuire à l'eau bouillante pendant 15 mn. Égoutter les dés et les garder au chaud.

Pendant ce temps, préparer une béchamelle avec 10 g de beurre, trois cuillers à café rases de farine et un verre à moutarde de lait. Lorsque la béchamelle commence à épaissir, saler, poivrer et assaisonner d'une pincée de muscade. Verser sur les concombres et servir chaud.

COULIS DE TOMATE : 45 cal.

Pour une personne :

2 grosses tomates

1 oignon

1 gousse d'ail

1 feuille de laurier sauce

1 branche de thym

Pour éplucher plus facilement les tomates, les plonger quelques secondes dans l'eau bouillante. La peau éclate et on peut les peler. Ensuite, couper les tomates en deux, les presser dans le creux de la main pour faire sortir les pépins.

Couper l'oignon en lamelles fines et le faire revenir dans une poêle anti-adhésive, sans matières grasses. Lorsqu'il commence à prendre couleur, ajouter les tomates coupées en morceaux, l'ail haché, le laurier, le thym, sel et poivre.

Faire cuire à feu très doux pendant vingt minutes environ, pour obtenir une purée de tomates. Si les tomates n'ont pas assez fondu, rattraper le coulis en passant l'ensemble au mixer (mais avant, enlever le thym et le laurier).

ESCALOPE DE VEAU A LA CRÈME : 230 cal.

Pour une personne :

1 escalope de veau de 100 g

Sel, poivre

1 ramequin de fromage blanc à 30 % de matières grasses

Faire dorer l'escalope des deux côtés dans une poêle anti-adhésive. Saler, poivrer, laisser cuire une dizaine de minutes en tout.

Lorsque la viande est cuite, retirer l'escalope, la poser sur une assiette chaude. Déglacer la poêle avec le fromage blanc hors du feu.

Verser la sauce obtenue sur l'escalope et servir aussitôt.

JARRET DE VEAU PRINTANIÈRE : 270 cal.

Pour une personne :

1 morceau de jarret de veau (100 g)

1 bol de bouillon de légumes

1 carotte

1 pied de céleri

1 bouquet garni

sel, poivre

1 cuiller à soupe de ciboulette et d'estragon hachés

1 clou de girofle.

Faire dorer le jarret de veau, entier ou en morceaux dans une cocotte anti-adhésive.

Mouiller avec le bouillon de légumes.

Ajouter 3 cuillers à soupe de carottes et de céleris coupés en dés puis un bouquet garni (oignon, échalote, laurier, thym, ail, 1 clou de girofle).

Saler, poivrer, couvrir.

Laisser cuire 60 à 90 mn à petit feu. Retirer le bouquet garni. Verser dans une assiette creuse très chaude et saupoudrer d'estragon et de ciboulette.

MOULES MARINIÈRES : 200 cal.

Pour une personne :

15 moules

2 tomates

1 gousse d'ail

1 cuiller à soupe de hachis d'échalotes et de persil

2 cuillers à café de crème fraîche

thym, laurier

Laver les moules dans plusieurs eaux différentes. Les mettre dans une casserole et les faire ouvrir sur le feu. Lorsque toutes les moules sont ouvertes. Les retirer de la casserole et les mettre en attente sur une assiette.

Dans l'eau des moules, mettre les tomates épluchées et coupées en morceau, la gousse d'ail hachée, du thym, du laurier. Cuire ce mélange jusqu'à ce que les tomates fondent.

Lorsque ce mélange est en purée, ajouter les moules ouvertes, mélanger, saupoudrer du hachis d'échalotes et de persil et laisser cuire environ 3 mn. Lorsque les moules sont cuites, rajouter au dernier moment, avant de servir, la crème fraîche.

Laisser fondre sur le feu et servir chaud.

MOUSSE AUX TROIS FRUITS : 200 cal.

Pour deux personnes :

1 poire

1 pêche

1 mangue

Éplucher les trois fruits, les passer ensemble au mixer.

Sucrer avec un édulcorant. Remplir deux coupes avec la pulpe des fruits. Mettre au réfrigérateur pendant deux heures.

Servir très frais.

Vous pouvez changer les fruits et choisir d'autres mélanges, selon vos goûts.

OEUFS POCHÉS SUR NID D'ÉPINARDS : 245 cal.

Pour une personne :

2 œufs

300 g d'épinards

1 cuiller à café d'échalotes hachées

sel, poivre

Faire pocher deux œufs dans de l'eau vinaigrée frémissante. Casser les œufs un par un dans une louche, et plonger la louche progressivement dans l'eau en enrobant le blanc autour du jaune.

Laver les épinards frais dans deux ou trois eaux différentes.

Les pocher à l'eau bouillante dix minutes.

Les égoutter. Puis les poser sur un panier au-dessus d'une casserole d'eau bouillante.

Parsemer d'une cuiller à café d'échalotes hachées. Saler, poivrer, et faire cuire une dizaine de minutes.

Les transvaser dans l'assiette à dessert et poser dessus les deux œufs pochés.

PAMPLEMOUSSE AU CRABE : 95 cal.

Pour quatre personnes :

1 boîte de crabe de 180 g

2 pamplemousses

Couper chaque pamplemousse en deux. Enlever la pulpe, la séparer en petits morceaux et la mettre dans un saladier.

Ouvrir la boîte de crabe, mélanger la chair du crabe aux morceaux de pamplemousse. Saler. Poivrer. Remplir les quatre demi-pamplemousses vides de cette farce.

Mettre au réfrigérateur pendant deux heures.

Servir très frais.

On peut décorer chaque demi-pamplemousse d'un radis, d'une crevette ou d'une rondelle d'œuf, et de quelques brins de persil.

POISSON A LA TAHITIENNE : 160 cal.

Pour une personne :

120 g de cabillaud

10 rondelles de concombre

1 moitié de tomate

1 citron

1 petit piment

sel, poivre

1 bouquet de coriandre

1 oignon

Couper le cabillaud en lamelles de 4 cm de côté environ. Couper l'oignon en rondelles et mettre le tout, poisson et oignon, dans un plat creux. Verser dessus le jus d'un citron. Le poisson doit être recouvert de citron. Sinon le retourner tous les quarts d'heure. Laisser le poisson macérer pendant environ quatre heures. Il est cuit lorsqu'il est bien blanc. Le retirer du citron et l'égoutter.

Pendant ce temps, couper les rondelles de concombre en petits dés.

Éplucher la tomate et l'épépiner, la couper en dés.

Dans un bol, mélanger poisson, oignon, tomate, concombre, coriandre haché et un tout petit morceau de piment pour corser le goût. Décorer d'une crevette et mettre à rafraîchir pendant 1 heure.

PORC A LA CHOUCROUTE : 290 cal.

Pour une personne :

1 tranche de porc maigre (100 g)

1 assiette à dessert de choucroute crue

Faire dorer sans matière grasse la tranche de porc dans une sauteuse revêtue de téflon. Lorsque la viande est dorée des deux côtés, saler, poivrer et poser la choucroute sur la viande. Ajouter quelques baies de genièvre, un demi-verre à moutarde d'eau.

Couvrir. Laisser cuire 20 mn à feu doux.

Servir très chaud.

POULET BASQUAISE : 270 cal.

Pour une personne :

1 assiette à dessert de ratatouille

1 quart de poulet

Commencer par préparer une ratatouille (voir recette). Lorsque les légumes de la ratatouille commencent à fondre et à rendre une sauce épaisse, mettre le poulet au four sous le gril. Le faire dorer. Lorsqu'il a bien pris couleur, saler, poivrer et arroser d'une cuiller à soupe de sauce de ratatouille.

Recommencer l'opération toutes les dix minutes environ.

Le poulet sera moelleux. Le cuire presque 3/4 d'heure.

Servir le morceau de poulet posé sur l'assiette de ratatouille.

POULET VAPEUR AUX PETITS LÉGUMES : 220 cal.

Pour quatre personnes :

1 poulet coupé en quatre

2 carottes

2 navets

2 courgettes

1 gros oignon

1 assiette à dessert de haricots mange-tout

1 gousse d'ail

thym, laurier

Pour le bouillon :

2 carottes

1 pied de céleri

2 poireaux

1 oignon

1 clou de girofle

Commencer par faire un bouillon avec le cou, les pattes, les abats du poulet plus les légumes ci-dessus. Le cuire deux heures.

La marmite à vapeur qui sert à préparer cette recette ressemble aux marmites chinoises avec des paniers superposés, placés au-dessus de la casserole. Dans la marmite, on fait le bouillon, dans le premier panier, on pose les morceaux de poulet, dans le deuxième panier on place les légumes coupés en petits morceaux (carottes, navets, courgettes, oignon, mange-tout, etc.) Sur le deuxième panier, on pose le couvercle. Cuisson : 40 mn.

PURÉE AUX TROIS LÉGUMES : 140 cal.

Pour une personne :

1 petite carotte

2 petits navets

2 morceaux de céleri-rave (l'équivalent d'une carotte)

1 demi-citron

persil

Éplucher les légumes, les couper en petits morceaux, les cuire à la vapeur dans une cocotte minute.

Dès qu'ils sont cuits, les passer au mixer, saler, poivrer et servir nature, arrosés de quelques gouttes de citron.

PURÉE DE POTIRON : 100 cal.

Pour une personne :

300 g de potiron

2 tomates

1 oignon

1 gousse d'ail

sel et poivre

Éplucher et épépiner les tomates. Les faire fondre avec l'oignon et l'ail dans une casserole anti-adhésive.

Ajouter le potiron coupé en petits dés, le sel, le poivre, et un verre d'eau chaude. Faire cuire vingt minutes.

Lorsque le potiron est cuit, le verser dans une passoire avec la tomate et l'oignon, puis passer le tout au mixer.

Servir la purée accompagnée d'une cuiller à soupe de fromage blanc à 0 % de matières grasses.

RAGOÛT DE LÉGUMES : 100 cal.

Pour une personne :

2 tomates

1 courgette

1 carotte

1 pied de céleri

1 bouquet garni

quelques grains de coriandre

quelques grains de cumin

1 tasse de bouillon de légumes

Avant de faire cette recette, préparer un bouillon de légumes avec un litre d'eau bouillante, deux carottes, deux navets, deux poireaux, une branche de céleri, thym, ail, oignon, laurier, un clou de girofle. Faire cuire à petit feu pendant deux heures, le bouillon est prêt. Jeter les légumes qui ont servi à le faire.

Éplucher les tomates, les épépiner et les piler. Les faire fondre ensuite dans une cocotte, à feu très doux. Pendant que les tomates fondent, couper les légumes — courgette, carotte et céleri — en petits morceaux. Les ajouter au coulis de tomates.

Saler, poivrer, ajouter un bouquet garni, de l'ail, quelques grains de coriandre, quelques grains de cumin.

Mouiller avec une tasse de bouillon de légumes.

Laisser mijoter à petit feu pendant une demi-heure environ.

RATATOUILLE : 100 cal.

Pour une personne :

1/2 aubergine

1 courgette

1 petit poivron

3 tomates

thym

laurier

1 gousse d'ail

1 oignon

Éplucher les tomates, les épépiner, et les couper en morceaux. Les mettre dans une casserole anti-adhésive. Hacher l'ail et l'ajouter aux tomates ainsi que l'oignon en rondelles. Faire fondre le tout.

Couper les autres légumes en petits morceaux. Les ajouter au coulis de tomates chaud et faire cuire le tout pendant au moins 1 heure à feux doux.

ROGNONS EN BROCHETTES A LA PROVENÇALE : 140 cal.

Pour une personne :

6 rognon de veau ou d'agneau

1 morceau de tomate

1 morceau de poivron

1 petit champignon

1 petit oignon

Disposer sur une grande brochette un morceau de tomate, puis un morceau de rognon puis un morceau de poivron et ainsi de suite en alternant chaque fois légumes et rognons.

Saupoudrer d'herbes de Provence.

Faire griller au gril du four en les retournant régulièrement.

Cette recette peut se faire aussi avec des morceaux de fruits, ananas, pomme, banane, à la place des morceaux de légumes. C'est délicieux.

SALADE DE CHOU BLANC AU CRABE ET AU PAMPLEMOUSSE : 160 cal.

Pour une personne :

1 bol de chou blanc émincé

1 quart de pamplemousse

1 quart de boîte de crabe de 180 g

Faire macérer le chou blanc émincé pendant deux heures dans une vinaigrette à la moutarde préparée avec de l'huile de maïs.

Au dernier moment, ajouter des morceaux de pamplemousse pelés et le quart de la boîte de crabe. Mélanger et servir très frais.

SALADE DE CHOU BLANC AU PAMPLEMOUSSE : 70 cal.

Pour une personne :

1 bol de chou blanc émincé

1 quart de pamplemousse

Faire macérer le chou blanc émincé pendant deux heures dans une vinaigrette à la moutarde préparée avec de l'huile de soja.

Au dernier moment, ajouter des morceaux de pamplemousse pelés. Mélanger et servir frais.

SALADE COMPOSÉE : 30 cal.

Pour une personne :

1 assiette à dessert de scarole

3 radis

6 tranches de concombre

1 demi-tomate

1 quart de pomme

1 branche de céleri

2 champignons de Paris

1 échalote

1 cornichon

1 cuiller à café de fines herbes hachées

Couper le tout en petits morceaux égaux. Assaisonner d'une vinaigrette au citron et à l'huile d'olive. Mélanger bien et servir frais.

SALADE DE FRUITS DE MER : 200 cal.

Pour une personne :

4 moules

4 praires

2 langoustines

1 cuiller à soupe de crevettes

15 rondelles de concombre

1 quart de laitue

1 échalote hachée

1 cuiller à café de câpres

1 cuiller à café de cornichons hachés

1 cuiller à soupe de fines herbes

sel, poivre

vinaigrette à la moutarde et à l'huile de tournesol

Laver les moules dans plusieurs eaux pour bien les nettoyer.

Laisser tremper les praires pendant une heure dans de l'eau salée pour qu'elles rendent leur sable. Puis dans la même casserole faire ouvrir les moules et les praires. Une fois ouvertes les laisser 3 mn de plus sur le feu pour qu'elles soient cuites.

Les retirer de leur coquille et les mettre dans un saladier.

Cuire les langoustines 3 mn à l'eau bouillante. Les passer ensuite sous l'eau froide. Les décortiquer ainsi que les crevettes.

Couper les rondelles de concombre en quatre pour obtenir de petits dés. Ensuite mélanger tous les ingrédients, mettre au frais pendant deux heures avant de servir.

SALADE DE POIRE A L'ORANGE : 180 cal.

Pour une personne :

1 petite orange

1 petite poire

quelques feuilles de menthe

Presser l'orange. Couper la poire épluchée en petits dés ou en quartiers.

Arroser avec le jus de l'orange. Décorer de quelques feuilles de menthe verte et mettre au réfrigérateur pendant deux heures.

Servir très frais.

SALADE SURPRISE : 350 cal.

Pour une personne :

1 assiette de batavia

1 tranche de jambon de Bayonne

1 tranche de melon de 2 cm d'épaisseur

Couper la salade pour obtenir de petites feuilles faciles à mettre en bouche.

Couper le jambon de Bayonne en petits dés ou en lamelles.

Couper le melon en lamelles.

Préparer une vinaigrette à la moutarde.
Mélanger le tout dans un grand bol.
Saupoudrer de cerfeuil.
Servir.

STEAK AU POIVRE : 200 cal.

Pour une personne :

1 steak épais coupé dans le rumsteak (100 g)

1 cuiller à café de poivre gris pilé

2 cuillers à café de fromage blanc à 0 % de matières grasses

Couvrir les deux faces du steak d'une couche de poivre pilé.
Faire griller la viande dans une poêle anti-adhésive.
Saler en fin de cuisson.
Retirer le steak, le poser dans l'assiette chaude.
Déglacer la poêle avec le fromage blanc, hors du feu.
Verser la sauce obtenue sur le steak au poivre. Servir.

STEAK HACHÉ AUX FINES HERBES : 200 cal.

Pour une personne :

1 steak haché cru (100 g)

1 cuiller à café de moutarde

2 cuillers à café de hachis d'ail, d'oignon, de persil mélangés.

Mélanger le tout et faire une farce. Reconstituer le steak haché. Faire griller de chaque côté sur une plaque du genre gril-minute revêtue de téflon pour que la viande n'attache pas.

Avant de servir, saler et poivrer.

TOMATES FARCIES : 380 cal.

Pour une personne :

2 tomates assez grosses

2 tranches fines de jambon

1 gousse d'ail

1 cuiller à soupe de basilic haché

1 œuf cru

1 noisette de beurre

Creuser les tomates. Garder la pulpe. Saler l'intérieur des tomates et laisser dégorger quelques minutes.

Hacher les tranches de jambon cuit, l'ail, le basilic.

Ajouter la pulpe des tomates à ce hachis ainsi qu'un œuf cru. Poivrer.

Garnir les deux tomates avec cette farce et disposer sur chaque tomate une petite noisette de beurre cru.

Faire cuire à four chaud 30 mn.

TRUITE EN PAPILLOTTE : 150 cal.

Pour une personne :

1 truite moyenne

des feuilles de fenouil

1 tomate

1 oignon

1 citron

sel, poivre

Faire vider la truite par le poissonnier.

Saupoudrer l'intérieur de la truite de sel et de poivre.

La garnir de feuilles de fenouil ou de feuilles d'aneth.

Tapisser la feuille d'aluminium (pliée en deux pour plus de solidité) de tranches de tomate et de rondelles d'oignon.

Déposer la truite sur le nid de légumes.

Saler et poivrer le poisson.

Poser sur la truite des rondelles de citron pelé à vif.

Fermer la papillotte.

Mettre à four moyen (thermostat 7) pendant 30 mn. Servir dans la papillotte ouverte en corolle.

ÉQUIVALENCES CALORIQUES DES ALIMENTS

Si vous voulez adapter les menus et les recettes aux saisons, ou tout simplement varier vos repas, vous pouvez remplacer les aliments indiqués par d'autres. Reportez-vous au tableaux d'équivalences ci-dessous pour ne pas dépasser le nombre de calories auquel vous avez droit.

HORS-D'OEUVRE CRUS

1 bol de concombre en morceaux
= 1 bol de poivrons en morceaux
= 1 bol de tomates en morceaux
= 1 bol de radis
= 1 bol de céleris en branches en morceaux
= 1 bol de chou-fleur
= 1 bol de champignons émincés
= 1 bol de chou vert rapé
= 1 bol de carottes rapées
= 1 bol de chou rouge rapé
= 1 bol de céleri-rave rapé
= Salade verte nature à volonté

VIANDES, OEUFS, POISSONS

100 g de viande de bœuf, (steak, tournedos, onglet, etc.)
= 100 g de veau (escalope, jarret, rôti maigre)
= 100 g de grillade de porc maigre

= 100 g d'agneau (grillade maigre, gigot)

= 150 g de steak de cheval

= 1 côte de porc maigre

= 2 côtelettes d'agneau

= 1/4 de poulet

= 1 cuisse de lapin

= 1 beau rouget

= 1 truite moyenne

= 1 merlan

= 1 sole

= 1 maquereau

= 3 sardines

= 2 œufs

= 2 tranches fines de jambon cru ou cuit

= 1 tranche de foie

= 2 cervelles d'agneau

= 2 belles tranches de langue

= 12 huîtres n° 2

= 12 grosses moules ou 15 petites moules

= 12 grosses crevettes

= 6 langoustines

LÉGUMES CUITS A RACINES

1 tasse à thé de carottes

= 1 tasse à thé de navets

= 1 tasse à thé de salsifis

= 1 tasse à thé de betteraves

= 1 tasse à thé de jardinière de légumes

= 1 tasse à thé de petits pois

= 1 tasse à thé de cœurs de palmier

LÉGUMES CUITS A FEUILLES

1 assiette à dessert d'aubergines

= 1 assiette à dessert de bettes

= 1 assiette à dessert de céleris en branche

= 1 assiette à dessert de champignons

= 1 assiette à dessert de choux

= 1 assiette à dessert de choux-fleur

= 1 assiette à dessert de brocolis

= 1 assiette à dessert d'endives

= 1 assiette à dessert d'épinards

= 1 assiette à dessert de fenouil

= 1 assiette à dessert de haricots verts

= 1 assiette à dessert de poireaux

= 1 assiette à dessert de poivrons

= 1 assiette à dessert de potiron

= 1 assiette à dessert de salade cuite

= 1 assiette à dessert de tomates

= 1 assiette à dessert de ratatouille

FROMAGES

1/8 de camembert

= 1 part individuelle du commerce de roquefort

= 1 portion de crème de gruyère

= la grosseur d'1 petite boîte d'allumettes de : cantal, de gruyère, de pyrénées, de bonbel, de saint-paulin, de tome, de mimolette, de brie, de munster.

= 2 petits suisses à 40 % de matières grasses

= 2 demi-sel à 40 % de matières grasses

= 1/4 de petit saint-marcelin

= 1 tasse à thé de fromage blanc à 30 %

= 1 bol de fromage blanc à 0 %

= 1/4 de crotin de Chavignol

FRUITS

1 pomme

= 1 pêche

= 1 pamplemousse

= 1 petite banane

= 1/2 petit melon

= 2 brugnons

= 1 orange

= 3 abricots gros comme un œuf

= 4 mandarines grosses comme un œuf

= 5 prunes

= 15 cerises

= 15 mirabelles

= 1/4 d'ananas moyen

= 1 tasse à thé de grains de raisin

= 1 bol de baies (fraises, groseilles, framboises, mûres, myrtilles, etc.)

HUIT MENUS QUOTIDIENS
dans le cadre d'une alimentation en accord avec les règles
DES MARIAGES ALIMENTAIRES

- Les recettes marquées d'un astérisque sont expliquées en fin de chapitre.

- Les recettes marquées de deux astérisques sont expliquées au chapitre **Recettes hautes calories**. Vous pouvez les appliquer telles qu'elles sont décrites mais en rajoutant de l'huile ou des matières grasses. S'il y a d'autres recettes qui vous tentent, utilisez-les en vous rappelant que les matières grasses ne vous sont pas défendues mais que vous ne devez jamais mélanger farineux et protéines, ni fruits acides ou mi-acides et farineux, etc. Reportez-vous aux 9 règles d'or des mariages alimentaires.

PREMIER JOUR

Petit déjeuner

2 yaourts
1 bol de compote de pommes
café ou thé avec sucre et crème ou lait

Déjeuner

1 pamplemousse
salade de concombre en vinaigrette
steak grillé au thym
courgettes en gratin*

Goûter

1 poire
1 verre de lait

Dîner

salade composée de légumes crus à l'huile et aux fines herbes
pommes de terre farcies
poireaux cuits à l'étouffée
bananes au four

DEUXIÈME JOUR

Petit déjeuner

2 tranches de pain complet
fromage frais
beurre
café ou thé avec du lait ou de la crème mais sans sucre

Déjeuner

bouillon de pot-au-feu
viande de pot-au-feu
légumes de pot-au-feu, sans pommes de terre

Goûter

salade de fruits frais
1 verre de lait ou 1 yaourt

Dîner

salade verte à l'huile et aux herbes
riz créole
ratatouille sans pommes de terre*
abricots secs trempés deux heures dans de l'eau chaude.

TROISIÈME JOUR

Petit déjeuner

2 œufs durs
1 coupe de salade d'orange, de pamplemousse, et de mandarine coupés en morceaux et mélangés

Déjeuner

carottes rapées à l'huile et au citron
escalope de veau (non panée)
haricots verts

Goûter

framboises fraîches
fromage blanc

Dîner

salade de tomates aux herbes et à l'huile d'olive
pâtes à la crème fraîche et au pistou*
carottes et céleris braisés à l'étouffée
dattes

QUATRIÈME JOUR

Petit déjeuner

1 verre de jus de légumes
2 crêpes à la farine complète
miel ou sirop d'érable
thé ou café sucré

Déjeuner

1 verre de jus d'orange
salade de fruits de mer**
épinards à la crème
salade verte avec de l'huile et du citron

Goûter

1 pomme
1 yaourt

Dîner

salade de champignons à l'huile et aux herbes
couscous aux légumes*
pruneaux trempés pendant deux heures dans l'eau chaude

CINQUIÈME JOUR

Petit déjeuner

1 tranche de jambon cru ou cuit
1 bol de carottes rapées à l'huile et au citron
café ou thé nature

Déjeuner

salade niçoise à l'huile, au citron et aux herbes
endives au jambon**
poires cuites

Goûter

1 verre de lait
raisin

Dîner

radis beurre (sans pain)
courgettes farcies
salade verte à l'huile et aux herbes sans citron
figues séchées

SIXIÈME JOUR

Petit déjeuner

2 tranches de pain au son
beurre
fromage gras (plus de 55 % de matières grasses)
1 bol de crudités

Déjeuner

1 jus de pamplemousse
terrine de poissons*
carottes et céleris à l'étouffée
salade verte à l'huile et au citron

Goûter

melon

Dîner

soupe au potiron et au tapioca*
purée de pommes de terre
purée d'oignons
salade verte à l'huile et aux herbes sans citron

SEPTIÈME JOUR

Petit déjeuner

plateau de fromages
salade de fruits
café ou thé sans sucre mais avec de la crème ou du lait.

Déjeuner

carottes rapées à l'huile et au citron
rognons en brochettes**
purée d'aubergines*

Goûter

1 poire

Dîner

épinards crus en salade à l'huile ou à la crème
croquettes de pommes de terre*
ragoût de légumes**

HUITIÈME JOUR

Petit déjeuner

framboises
fromage blanc
café ou thé avec sucre et crème ou lait

Déjeuner

salade niçoise
omelette surprise*
navets à l'étouffée

Goûter

1 pomme
noix, noisettes, amandes

Dîner

rissoles aux épinards*
carottes à la crème
salade verte à l'huile et aux herbes mais sans citron

9 SALADES COMPLÈTES EN GUISE DE REPAS RAPIDE

SALADE LANDAISE

Chou rouge émincé, pomme émincée, raisins secs, pamplemousse rose en morceau, fromage de Roquefort en morceaux, vinaigrette au citron.

SALADE BRESSANE

Céleri-rave rapé, champignons en lamelles, carottes rapées, pommes émincées, poulet émincé, radis en rondelles, mayonnaise au citron.

SALADE VÉGÉTARIENNE

Riz, tomates en morceaux, concombre en rondelles, poivrons en lamelles, cornichons hachés, câpres, échalotes et persil hachés, huile, sel, poivre, ail haché. Pas de citron.

SALADE CORSE

Salades vertes mélangées, jambon cru de montagne en gros dés, pamplemousse en morceaux, olives noires, oranges en morceaux, vinaigrette au citron.

SALADE MEXICAINE

Maïs en grains, ananas en morceaux, poivrons en lamelles, cœurs de palmier en rondelles, avocats en lamelles, olives noires, lardons revenus à la poêle dans de l'huile. Sel, poivre, huile d'olive. Pas de citron.

SALADE AFRICAINE

Crevettes décortiquées, crabe décortiqué, cœurs de palmier en rondelles, raisins secs, mangues presque vertes coupées en morceaux, salade verte. Vinaigrette au citron.

SALADE CAMPAGNARDE

Pommes de terre cuites en rondelles, boudin noir cuit en rondelles, oignons hachés et persil. Huile, sel, poivre mais pas de citron.

SALADE SCANDINAVE

Salade verte, carottes rapées, fenouil émincé, oignons hachés, champignons, poisson fumé en lamelles.

SALADE AUVERGNATE

Frisée aux lardons et aux croutons, œufs mollets, vinaigrette au citron et aux fines herbes.

RECETTES PROPOSÉES DANS LES MENUS DANS LE CADRE D'UN RÉGIME DES MARIAGES ALIMENTAIRES

Les recettes sont présentées par ordre alphabétique.

COURGETTES EN GRATIN

Pour quatre personnes :

4 grosses courgettes

120 g de gruyère rapé

2 cuillers à soupe de crème fraîche épaisse

sel, poivre

Laver les courgettes. Les couper en morceaux sans les éplucher.

Les faire cuire à la vapeur pendant 15 minutes environ.

Lorsque les morceaux s'écrasent à la fourchette, passer les courgettes au mixer. Ajouter les cuillers de crème fraîche, le gruyère rapé, sel, poivre, mélanger. Mettre la purée dans un plat huilé allant au four et faire gratiner 10 à 15 mn à four très chaud.

COURGETTES FARCIES

Pour quatre personnes :

4 grosses courgettes
300 g de champignons de Paris
300 g d'échalotes hachées
3 gousses d'ail écrasées
3 feuilles de sauge fraîche hachées
1 bol de riz complet cuit
4 cuillers à soupe d'huile d'olive.

Laver les courgettes. Les essuyer mais ne pas les éplucher. Les couper en deux dans le sens de la longueur.

Les faire cuire dix minutes à l'eau bouillante salée. Les égoutter et les laisser refroidir quelques instants.

A l'aide d'une cuiller creuser les moitiés de courgettes pour les transformer en barquettes. Réserver la pulpe dans un saladier, après l'avoir écrasée grossièrement.

Hacher les champignons.

Dans une poêle, verser 2 cuillers à soupe d'huile d'olive.

Faire chauffer et ajouter les échalotes, les champignons, l'ail, les feuilles de sauge, le tout haché. Faire blondir pendant dix minutes environ et ajouter la pulpe des courgettes qui avait été mise de côté.

Faire cuire quelques minutes à feu moyen pour faire évaporer l'eau des courgettes puis ajouter le riz dans la poêle. Mélanger bien le tout. Laisser cuire quelques minutes la farce dans la poêle. La farce est prête.

Remplir les barquettes de courgettes de cette farce. Les ranger dans un plat à rôtir, arroser d'huile d'olive et enfourner à four doux, thermostat 5 (200). Cuire 35 minutes.

COUSCOUS AUX LÉGUMES

Pour quatre personnes :

4 tasses à thé de couscous

1 chou blanc

3 courgettes

4 carottes

deux poivrons

4 navets

2 oignons

2 gousses d'ail

1/4 de céleri-rave

1 bouquet garni

1 cuiller à soupe de poudre 5 parfums

Faire bouillir une grande marmite d'eau salée. Laver et éplucher les légumes.

Dans l'eau bouillante jeter les carottes entières, les navets entiers, le chou coupé en six, les poivrons épépinés et coupés en quatre, les gousses d'ail, le céleri-rave en morceaux, le bouquet garni et la poudre 5 parfums. Laissez cuire 1 heure puis ajouter les courgettes coupées en morceaux et compter encore 15 minutes de cuisson. 30 mn avant la fin de la cuisson des légumes, verser les tasses de couscous dans un grand plat. Humecter le couscous avec de l'eau, malaxer pour que les grains ne collent pas.

Laisser reposer 20 mn. Mettre alors les grains de couscous dans un panier au-dessus de la marmite pour qu'ils cuisent à la vapeur des légumes.

GALETTES DE POMME DE TERRE

Pour quatre personnes :

4 grosses pommes de terre de 300 g chacune environ
1 verre d'huile

sel, poivre

Éplucher les pommes de terre. Les laver. Les essuyer puis les couper en julienne, c'est-à-dire en très fin bâtonnets.

Prendre une poêle de trente centimètres de diamètre environ.

Y verser un peu d'huile, et la faire chauffer sans qu'elle fume. Étaler alors une couche de julienne de pomme de terre, saler, poivrer, arroser d'une cuiller à soupe d'huile tiédie, rajouter une couche de julienne de pommes de terre, puis une cuiller d'huile tiédie. Sel, poivre. Laisser cuire dix minutes d'un côté, puis retourner la galette et laisser cuire dix minutes de l'autre côté. Le tout à feu moyen.

Lorsque la galette est cuite, la verser dans un plat tapissé de papier essuie-tout, pour qu'il boive le surplus d'huile.

Et servir aussitôt.

OMELETTE SURPRISE

Pour quatre personnes :

8 œufs

250 g de champignons

200 g de lardons

1 gros oignon

2 cuillers à soupe de fines herbes hachées (persil, cerfeuil, ciboulette, coriandre)

1 cuiller à soupe d'huile

Battre les œufs. Saler, poivrer. Ajouter les fines herbes.

Éplucher les champignons ou les laver. Les couper en lamelles fines. Couper les oignons en rondelles fines.

Faire revenir dans l'huile les oignons, les champignons et les lardons pendant dix minutes environ.

Verser dessus les œufs battus aux fines herbes. Commencer la cuisson à feu vif pendant une ou deux minutes puis la terminer à feu moyen ou doux.

Servir chaud.

PATES FRAICHES A LA CRÈME ET AU PISTOU

Pour quatre personnes :

600 g de tagliatelles fraîches si possible

2 gousses d'ail

25 feuilles de basilic frais (pistou)

1 pot de 100 g de crème fraîche épaisse

2 cuillers à soupe d'huile d'olive

Jeter les tagliatelles dans une grande casserolle d'eau bouillante salée, où l'on aura préalablement versé une cuiller à soupe d'huile d'olive. Cuire à forte ébullition pendant 8 à 10 minutes. Les pâtes doivent être fermes sous la dent lorsqu'on les retire.

Pendant ce temps, hacher ensemble l'ail et les feuilles de basilic. Mettre ce hachis de côté.

Lorsque les pâtes sont cuites, les égoutter. Faire chauffer dans une casserole à fond épais la crème fraîche et le hachis d'ail et de basilic. Saler, poivrer. Ajouter les pâtes égouttées et mélanger. Laisser sur le feu deux minutes de plus pour que ce soit bien chaud et servir aussitôt.

POMMES DE TERRE FARCIES

Pour quatre personnes :

8 pommes de terre moyennes

200 g de champignons de Paris

2 cuillers à café d'échalotes hachées

1 jaune d'œuf

5 cuillers à soupe de crème liquide

1 tasse à café de fines herbes hachées (persil, ciboulette, cerfeuil)

50 g de margarine végétale

2 verres de bouillon de légumes

Peler, laver et essuyer les pommes de terre. Les creuser de part en part dans le sens de la longueur en se servant d'une petite cuiller à bords tranchants.

Laver les champignons, les essuyer puis les hacher. Faire fondre les échalotes dans deux cuillers à dessert de margarine pendant 2 à 3 minutes en remuant sans arrêt.

Ajouter le hachis de champignons et les faire suer jusqu'à ce qu'ils aient rendu leur eau.

Mélanger le jaune d'œuf et la crème en les battant à la fourchette et verser le tout sur le hachis de champignons et d'échalotes. Laisser épaissir sur le feu.

Retirer alors du feu. Ajouter les fines herbes hachées, du sel, du poivre. Farcir les pommes de terre avec ce mélange. Les ranger bien serrées dans un plat huilé. Verser dessus le bouillon de légumes qui doit arriver à mi-hauteur des pommes de terre. Mettre sur chaque pomme de terre une noisette de margarine et enfourner. Faire cuire à four moyen pendant 1/2 heure environ en arrosant les pommes de terre de bouillon toutes les dix minutes.

PURÉE D'AUBERGINES

Pour quatre personnes :

4 aubergines

4 gousses d'ail hachées

sel, poivre,

1 cuiller à soupe rase de poudre de curry

2 cuillers à soupe d'huile d'olive

Laver les aubergines. Les essuyer. Couper les queues.

Les mettre à four chaud (thermostat 7) sans les éplucher pendant 3/4 d'heure environ.

Elles sont cuites lorsque la peau éclate et que la pulpe prend la consistance d'une purée.

Les retirer du four. Oter la peau, racler l'intérieur de l'aubergine pour en retirer toute la pulpe. Mettre cette pulpe dans une casserole où l'on aura fait revenir dans l'huile d'olive les gousses d'ail hachées. Mélanger le tout, ajouter le curry.

Cuire encore vingt minutes à feu très doux, pour que la purée n'attache pas. Plus elle est confite, meilleure elle est. Ce plat se sert chaud ou froid. Dans ce cas, on peut au dernier moment l'assaisonner avec quelques gouttes de citron.

RISSOLES AUX ÉPINARDS

Pour quatre personnes :

Pâte brisée : 250 g de farine complète de froment

125 g de margarine végétale

1 pincée de sel

1/2 verre d'eau

Farce aux épinards : 500 g d'épinards

1 gros oignon haché

poivre, sel.

Faire une pâte brisée avec la farine, la margarine, la pincée de sel et l'eau. Ne la pétrissez pas trop et laissez reposer une heure. Au bout d'une heure, étaler la pâte et découper dedans des ronds avec un grand bol à déjeuner.

Pendant que la pâte repose, laver les épinards à plusieurs eaux après les avoir équeutés. Les jeter quelques minutes dans l'eau bouillante, puis les égoutter.

Verser une cuiller à soupe d'huile dans une poêle ; faire chauffer puis y faire revenir à feu doux l'oignon haché et les épinards. Saler, poivrer. Au bout de 1/4 d'heure environ, retirer la farce de la poêle.

Mettre une cuiller à soupe de cette farce dans chaque rond de pâte prédécoupé. Refermer les bords en les pinçant à l'aide d'une fourchette, après les avoir humectés d'eau.

Faire cuire les rissoles à four chaud pendant 1/2 heure environ.

Si vous en avez trop, elles se réchauffent très bien à four doux.

PUMPKIN

SOUPE AU POTIRON

Pour quatre personnes :

300 g de potiron

3 pommes de terre moyennes

2 gousses d'ail hachées

1 cuiller à soupe de poudre de curry

1 cuiller à soupe de tapioca

2 cuillers à soupe de crème fraîche

1 cuiller à soupe d'huile d'olive

Éplucher le potiron et les pommes de terre. Les couper en morceaux.

Dans une grande casserole, faire chauffer l'huile et y faire revenir les morceaux de potiron et de pommes de terre. Ajouter l'ail haché, la poudre de curry. Mouiller d'un litre et demi d'eau bouillante. Saler, poivrer et faire cuire à petits bouillons 3/4 d'heure.

Lorsque la soupe est cuite, la passer au mixer et lui redonner un tour de bouillon. Verser alors le tapioca en pluie et cuire quelques minutes jusqu'à ce qu'il soit fondant sous la dent.

Dans la soupière, mettre la crème fraîche. Verser la soupe dessus. Servir chaud.

TERRINE DE POISSONS

Pour huit personnes :

300 g de lotte sans arêtes

150 g de filet de merlan coupé en bandes de 15 cm de long sur 1 cm de côté

150 g de filet de saumon coupé en bandes de 15 cm de long sur 1 cm de côté

200 g de champignons de Paris

1 œuf entier battu

1/2 verre de vin blanc

1 cuiller à soupe de persil haché

1 cuiller à soupe de ciboulette hachée

1 cuiller à soupe d'estragon haché

1 cuiller à soupe de cerfeuil haché

1 gousse d'ail hachée

1 bol d'oseille ébouillantée hachée

sel, poivre.

Faire mariner les bandes de saumon et de merlan dans le 1/2 verre de vin blanc pendant une heure.

Laver les champignons, les couper en lamelles, les faire revenir à la poêle.

Hacher au hachoir à viande les 300 g de lotte sans arêtes.

Ajouter les fines herbes, l'ail, l'oseille, l'œuf, sel, poivre.

Passer le tout au mixer pour bien mélanger.

Dans une terrine de 15 cm de long, étaler une couche de farce verte. Poser sur cette couche un lit de champignons revenus puis les bandes de merlan mariné. Étaler une autre couche de farce, suivie d'un deuxième lit de champignons sur lequel on pose cette fois les bandes de saumon mariné.

Terminer cette terrine par une couche de farce verte.

Verser alors le verre de vin blanc qui vous reste. Le liquide doit arriver à environ 1 cm du rebord du moule. Fermer avec une feuille de papier aluminium, enfourner à four moyen (thermostat 6) et faire cuire pendant 1 heure.

Laisser refroidir le pain de poissons dans son jus de vin blanc. Ensuite récupérer le jus. Le pain se démoulera facilement. Le mettre à rafraîchir pendant deux heures avant de servir.

TABLE DES MATIÈRES

Préface du docteur Martine Créteaux, endocrinologue .... p. 5

MAIGRIR PAR LES RÉGIMES HAUTES CALORIES .... p. 11

Comment déterminer son palier calorique .... p. 13
Les trois groupes de mangeurs .... p. 13
Les menus hypo-caloriques .... p. 25
Petits déjeuners .... p. 26
Menus 450 calories .... p. 28
Menus 550 calories .... p. 32
Menus 650 calories .... p. 34
Menus 750 calories .... p. 36

RECETTES HAUTES CALORIES .... p. 165
Cervelle en papillotte .... p. 168
Coquilles Saint-Jacques à la vapeur au nid d'épinards .... p. 170
Concombre à la libanaise .... p. 171
Concombre en béchamelle .... p. 171
Coulis de tomates .... p. 172
Courgettes au gratin .... p. 168
Courgettes monégasques .... p. 169
Endives au jambon .... p. 169
Escalope de veau à la crème .... p. 173
Jarret de veau printanière .... p. 173
Moules marinières .... p. 174
Mousse aux trois fruits .... p. 175
Œufs pochés au nid d'épinards .... p. 175
Pamplemousse au crabe .... p. 176
Poisson à la tahitienne .... p. 177
Porc à la choucroute .... p. 178
Poulet basquaise .... p. 178

Poulet vapeur aux petits légumes .... p. 179
Purée de potiron .... p. 181
Purée aux trois légumes .... p. 180
Ragoût de légumes .... p. 181
Ratatouille .... p. 182
Rognons en brochette à la provençale ...... p. 182
Salade de chou blanc au crabe et au pamplemousse ..... p. 183
Salade de chou blanc au pamplemousse .... p. 184
Salade composée .... p. 184
Salade de fruits de mer .... p. 185
Salade de poires à l'orange .... p. 186
Salade surprise .... p. 186
Steak au poivre .... p. 187
Steak haché aux fines herbes .... p. 187
Tomates farcies .... p. 188
Truite en papillotte .... p. 189

Équivalences caloriques des aliments .... p. 191

MANGER POUR ÊTRE EN BONNE SANTÉ p. 91

Les cinq groupes élémentaires .... p. 93
Lait et produits laitiers .... p. 94
Viandes, poissons, œufs .... p. 98
Légumes et fruits .... p. 104
Pain, céréales, légumes secs, pommes de terre p. 106
Matières grasses .... p. 108

Calories de quelques aliments quotidiens ..... p. 110
Produits laitiers .... p. 110
Viandes, poissons, œufs .... p. 111
Farineux .... p. 112
Matières grasses .... p. 113
Légumes cuits .... p. 114
Légumes crus .... p. 115
Fruits .... p. 116

Explication de quelques mots spécialisés ..... p. 117
A quoi servent les vitamines ? .... p. 120
A quoi servent les sels minéraux ? .... p. 119

GRIGNOTAGE ET CALORIES SURPRISES. p. 123
Café, croissants . . . . p. 124
Hamburger . . . . p. 126
Cornet de frites . . . . p. 128
Pizza . . . . p. 130
Croque-monsieur . . . . p. 132
Demi-baguette de pain beurré . . . . p. 134
Hot-dog . . . . p. 138
Saucisson sec . . . . p. 136
Mini-sandwich au gruyère . . . . p. 140
Gaufre au sucre . . . . p. 142
Gaufre à la chantilly . . . . p. 144
Tablette de chocolat . . . . p. 146
Bouchée au chocolat . . . . p. 148
Poignée de cacahuètes . . . . p. 150
Dix olives . . . . p. 152
Coca-Cola . . . . p. 154
Paquet de chips . . . . p. 156
Bière . . . . p. 158
Crêpe à la confiture . . . . p. 162
Crêpe au sucre . . . . p.
Modes de cuisson diététiques . . . . p. 167
Assaisonnements diététiques . . . . p. 166

MAIGRIR PAR LES BONS MARIAGES ALIMENTAIRES . . . . p. 39

Classification des aliments . . . . p. 41
Viandes, poissons, œufs, fromages, lait . . . . . p. 43
Farineux . . . . p. 45
Légumes secs . . . . p. 47
Légumes verts . . . . p. 49
Oléagineux . . . . p. 55
Sucres et fruits sucrés . . . . p. 53
Fruits mi-acides . . . . p. 51
Fruits acides . . . . p. 51
Graisses . . . . p. 55

Les neuf règles d'or des mariages alimentaires illustrées . . . . p. 57
Première règle : *Farineux et protéines* . . . . . . p. 58
Deuxième règle : *Protéines et protéines* . . . . . p. 62

Troisième règle : *Farineux et farineux* ...... p. 64
Quatrième règle : *Sucres et protéines* .... p. 66
Cinquième règle : *Farineux et fruits acides* .. p. 68
Sixième règle : *Lait* .... p. 70
Septième règle : *Melon* .... p. 72
Huitième règle : *Huiles* .... p. 73
Neuvième règle : *Légumes secs* .... p. 74

Vous maigrissez : 12 illustrations .... p. 77

Les boissons et les mariages alimentaires ..... p. 90

Huit menus quotidiens dans le cadre d'une alimentation en accord avec les mariages alimentaires .... p. 195
9 salades complètes en guise de repas rapide.. p. 204
Recettes préparées pour le régime des mariages alimentaires .... p. 207
Courgettes en gratin .... p. 208
Courgettes farcies .... p. 209
Couscous aux légumes .... p. 210
Galette de pommes de terre .... p. 211
Omelette surprise .... p. 212
Pâtes fraîches à la crème et au pistou ...... p. 213
Pommes de terre farcies .... p. 214
Purée d'aubergines .... p. 215
Rissoles aux épinards .... p. 216
Soupe au potiron .... p. 217
Terrine de poissons .... p. 218

normandie
roto
impression
s.a.

61250 Lonrai

Achevé d'imprimer en novembre 1998
N° d'édition 94102 / N° d'impression 982877
Dépôt légal : mai 1994
Imprimé en France

ISBN 2-73-8200-97-4
33-22-5097-02